AF383887

THÉORIE
ET PRATIQUE

DE L'INOCULATION

DE LA VACCINE.

Le même Libraire a fait exécuter avec soin un petit nombre d'exemplaires des deux planches représentant au naturel les différens périodes de la vaccine, qu'il vend séparément de l'ouvrage...................... 1 fr. 20 cent.

THÉORIE ET PRATIQUE

DE L'INOCULATION

DE LA VACCINE,

Précédée d'un Tableau comparatif des avantages de l'inoculation ordinaire sur la petite vérole naturelle, et suivie des observations et rapports publiés sur ce sujet, tant en France qu'en Angleterre.

PAR H. RANQUE,

Docteur en Médecine, Membre de la Société Médicale de Paris.

AVEC FIGURES.

Cedamus.... moniti meliora sequamur. — VIRG.

Prix br. 2 fr. 5o c.

A PARIS,

CHEZ MEQUIGNON l'aîné, Libraire, rue de l'Ecole de Médecine, vis-à-vis celle Hautefeuille, n° 3.

AN IX — 1801.

A J. L. ALIBERT,

Membre de la Société de l'Ecole et de celle
de Médecine de Paris, Secrétaire général
de la Société médicale d'Emulation,
Médecin adjoint de l'Hospice du Nord, &c.

Mon amitié cherche à payer un juste
tribut à la bonté de son cœur et aux
qualités éminentes de son esprit.

H. RANQUE.

AVERTISSEMENT.

En réfléchissant aux difficultés sans
nombre qu'éprouve l'adoption d'une
découverte, quelque certaine, quelque
précieuse qu'elle puisse être, en pen-
sant à l'opiniâtreté de l'ignorance, aux
insinuations perfides de l'envie, on ne
peut qu'être surpris des succès extraordinaires de la vaccine substituée à l'inoculation de la petite vérole. C'est pour
favoriser une aussi heureuse révolution
dans les esprits, que j'ai cru devoir
retracer aux yeux du public, et réunir
en masse, les traits épars de cette bienfaisante maladie. Uniquement occupé
des moyens de faire ressortir les avantages immenses de cette substitution,
j'ai pensé qu'un tableau comparatif de

l'inoculation de la petite vérole et de la vaccine influeroit d'une manière particulière sur la détermination des parens en faveur de cette dernière découverte.

TABLEAU HISTORIQUE

ET COMPARATIF

DE L'INOCULATION,

et de ses avantages sur la petite vérole naturelle.

Ars in hâc re naturâ præstantior. — C E L S.

S'IL existoit une maladie qui moissonnât le huitième des malheureux qui en sont affectés, et qui déformât, mutilât une partie des victimes qui lui auroient échappé, ne chercheroit-on pas dans les ressources que l'art présente, quelques moyens efficaces à opposer à ce fléau dévastateur ? et ces moyens une fois trouvés, ne devroit-on pas s'empresser de les mettre en usage ?

Qui croiroit que chaque jour ajoutant à l'avantage, à la certitude de ces moyens, l'ignorance et l'habitude tinssent encore asservis à leur joug les trois quarts de l'Europe ?

A

Qui croiroit qu'aujourd'hui encore deux maladies terribles, la petite vérole et la rougeole , moissonnent chaque année la partie la plus précieuse des Etats , lorsque des médecins philosophes luttent avec courage contre l'indifférence des gouvernemens, et l'aveugle tendresse des pères et mères, en leur présentant en vain des armes pour détruire des ennemis aussi puissans?

Eh quoi! depuis dix siècles des épidémies meurtrières ravagent l'Europe, dépeuplent les villes, les hameaux, détruisent des familles entières, et l'on reste dans l'abattement de la stupeur!

Ne voyez-vous pas se tendre vers vous, parens aveuglés, ces mains instruites et généreuses qui ne réclament pour récompense que la douce satisfaction d'arracher à la mort les objets précieux de votre tendresse? Répondez à leurs cris de générosité par une confiance sans bornes, et déposez à leurs pieds, pour prix de leur tendre sollicitude, le bandeau qui vous cachoit la lumière. Vous cesserez alors d'être éblouis par les vains sophismes des détracteurs de l'inoculation ; vous ne verrez plus en eux que des

victimes de l'ignorance, ou des ennemis dé-
clarés de leur pays.

Où sont donc, en effet, ces armes si terribles dont veulent nous accabler ces adversaires d'une méthode si utile?

Où se trouve donc ce prestige qui a pu
tenir si long-temps contre l'évidence des
faits? L'avantage apparent de leur cause ne
tiendroit-il pas à cette loi physique qui agit
sur tous les corps comme sur tous les esprits,
je veux dire, à la force d'inertie? Je crois
ne pas trop hasarder, en soumettant l'esprit
à cette loi élémentaire de la physique : car
enfin nous éprouvons autant de peine à
changer les impressions que notre cerveau
a reçues, qu'à imprimer un nouveau mouvement à un corps actuellement en repos.

Nous laisserions-nous abattre par l'éta-
lage fastueux de faits faux ou exagérés, de
craintes chimériques ou hypocrites? Ne
saurons-nous pas ranger dans les rêves de
l'imagination, ces théories vaines et bril-
lantes qu'on veut opposer à des faits?

Ecoutons un moment les raisons subtiles
à l'aide desquelles ces faux apôtres de l'humanité ont tenu si long-temps les yeux du
peuple fermés à la lumière.

1°. Troubler le cours de la nature, en donnant une maladie avant l'époque où elle se seroit manifestée.

2°. Porter dans le sang le principe d'une affection étrangère, et souvent vicier les humeurs.

3°. N'apporter par l'inoculation aucun changement remarquable dans la nature du principe morbifique, ni dans les résultats qui s'ensuivent.

Tels sont les moyens dont s'appuient l'ignorance et la mauvaise foi, pour s'opposer à l'inoculation. Auroit-on pu croire qu'il ait fallu presque un siècle pour détruire des préjugés aussi funestes appuyés sur une base aussi précaire ?

Avant de répondre, par des moyens victorieux, à des assertions aussi mensongères, qu'il me soit permis de fixer les regards de mes lecteurs sur ces contrées immenses où des peuples innombrables, privés de toute lumière, guidés par le seul instinct que la nature leur a donné, préviennent chaque année le ravage de la petite vérole, en pratiquant sur leurs enfans, à des époques fixes, une sorte d'inoculation.

Longeons avec le Vaillant les côtes du Sénégal et de la Barbarie. Pénétrons avec Michaut, ce voyageur extraordinaire, dans l'intérieur du continent de l'Afrique; partout nous reconnoîtrons les traces certaines de cette opération utile.

Transportons-nous avec l'immortel Cook dans les plages brûlantes de l'Asie, nous y verrons le peuple du Bengale, les insulaires des Manilles, de la Nouvelle - Hollande, opposer, depuis un temps immémorial, les bienfaits de l'inoculation aux ravages de la petite vérole.

Pourrions-nous ne pas admirer cet heureux pacte de la religion avec l'humanité, qui, sur les bords du Gange, fait franchir à des peuples nombreux des distances immenses pour recevoir, au simple hameau de Bender, les bienfaits de cette opération?

Verrons-nous sans attendrissement chez les Chinois, ce peuple si ancien et si nouveau pour nous, cette bienfaisante superstition qui met au nombre des loix religieuses une méthode si utile à l'humanité?

Ces belles Géorgiennes qui vont embellir les sérails de Constantinople et les palais de la Perse, ces Circassiennes dont les formes.

enchanteresses ont long-temps servi de
modèle aux peintres de la belle nature, à
quoi doivent-elles la conservation de leurs
charmes ? N'est-ce pas à l'inoculation qui,
dès la plus tendre enfance, est pratiquée
dans ce beau climat ?

La Grèce, ce pays si célèbre dans les fastes
de l'histoire, quoiqu'alors déchue presque
en entier de son antique splendeur, donna,
en accueillant une découverte si précieuse,
la dernière marque de l'intérêt qu'elle por-
toit aux sciences utiles.

Pourquoi voit-on à Constantinople, où le
dogme absurde de la fatalité fait chaque
année des milliers de victimes, les parens
s'empresser de soustraire par l'inoculation
leurs enfans aux horreurs de la mort, ou
aux déformations qui sont la suite presque
nécessaire de la petite vérole?

Je laisse à la philosophie du cœur humain
à expliquer cette contradiction manifeste ;
mais cette observation simple n'en sera pas
moins, en faveur de l'inoculation, un des
argumens les plus irrésistibles. En effet,
peut-on voir un peuple entier faire à ses loix
religieuses l'infraction la plus frappante,
sans se pénétrer de l'idée simple que ce

peuple ne s'y est déterminé que par les avantages les plus certains et les résultats les plus heureux ? C'est ici la seule guerre entre la religion et la raison, où la victoire soit restée à cette dernière.

Après avoir jeté un coup-d'œil rapide sur les nations étrangères qui, depuis un temps immémorial, pratiquent avec succès une opération si utile, rentrons, pour ainsi dire, dans nos propres foyers, et voyons les progrès qu'a faits l'inoculation dans l'Europe. La scène deviendra plus intéressante, les acteurs qui y paroîtront étant tirés des familles de rois, et des personnes les plus distinguées de différens royaumes.

Qui peut se rappeler sans attendrissement cette femme célèbre que l'Angleterre vient de perdre, dont le courage et le dévouement portèrent l'inoculation dans son propre pays, après en avoir constaté les heureux effets sur son fils unique ? Le nom de milady Worthloy-Montague est trop lié à l'histoire de l'inoculation pour ne pas le reconnoître ici.

Ce fut en 1721, à son retour de Constantinople, qu'elle éveilla l'attention du Gou-

vernement Britannique sur une opération
qui, chaque année, devoit conserver à l'Etat
le quatorzième de sa population. Aussi,
depuis cette époque mémorable, on compte
plus à Londres les bienfaits de l'inoculation
que les ravages de la petite vérole.

Les relations fréquentes de l'Angleterre
avec le Nouveau-Monde, fournirent aux
médecins vraiment patriotes l'heureuse occasion d'opposer au fléau terrible de la petite vérole naturelle la barrière puissante de
l'inoculation. Oublierai-je ici de citer cette
épidémie horrible de 1738, dont le souvenir
profond est encore imprimé chez les habitans de la Caroline méridionale? Sur cent
malades, il en meurt vingt : on inocule ; et
de huit cents, on n'en perd que neuf.

Des succès si extraordinaires ne pou-
voient rester long-temps ensevelis et con-
centrés dans les contrées qui en avoient été
les heureux témoins.

La Hollande eut bientôt ses inoculateurs,
à la tête desquels on cite avec enthousiasme
le célèbre Tronchin, et Schwenke, qui ne
contribua pas peu à répandre cette opération
dans le nord de l'Europe. Pétersbourg fit
élever dans ses murs un monument superbe

exclusivement consacré à l'inoculation sous la direction du célèbre Hallidal. Genève et les différens Cantons Suisses se firent aussi remarquer par la protection spéciale qu'ils accordèrent à cette nouvelle méthode.

Au milieu de tant d'exemples et de prodiges si étonnans, qui croiroit que la France entendit long-temps avec indifférence un de ses célèbres académiciens, l'illustre Lacondamine, prêcher avec enthousiasme l'adoption d'un moyen aussi important ?

En vain l'éloquence des Montucla, des Lacoste, des Tissot, des Jurin voulut tracer le tableau effrayant des dangers qui accompagnoient et suivoient la petite vérole ; en vain ces philosophes généreux voulurent présenter sous les couleurs les plus séduisantes les bienfaits nombreux qui résultoient de l'inoculation, le peuple, prévenu contre une nouveauté qui le forçoit de changer ses habitudes, resta sourd à leur voix.

Il ne fallut rien moins que l'exemple d'un prince courageux pour dessiller les yeux. Aussi l'inoculation du duc de Chartres fut-elle pour la France le signal de la lutte qui s'éleva entre les amis de l'humanité et les zoïles de l'inoculation. Lutte scandaleuse , qui, quoique depuis tournée au profit des sciences, ne laissa pas que d'imprimer au dix-huitième siècle une honte ineffaçable. Retracerois-je ici cette perfidie astucieuse, à l'aide de laquelle on n'eut pas honte de traduire devant les tribunaux de l'église une cause aussi juste, sous le vain prétexte que l'inoculation attentoit aux droits de la Divinité? Pouvons-nous rappeler ces époques malheureuses, sans louer le courage et le dévouement généreux de Dalembert? Semblable au philosophe de Lucrèce :

Quem nec fama Deûm, nec fulmina, nec minitanti
Murmure compressit cœlum.

Mais tirons le rideau sur ces scènes honteuses, et bornons-nous à répondre aux objections des anti-inoculistes.

PREMIÈRE OBJECTION.

Troubler le cours de la nature, en donnant une maladie qui se développe avant le temps.

Cette objection qui peut n'en paroître une qu'aux yeux de l'ignorance, mérite à peine qu'on s'occupe des moyens de la réfuter.

N'est-il pas absurde de regarder comme

dangereuse une méthode dont le but est de
prévenir ou de détruire toute espèce de
danger ? Est-ce s'opposer aux loix de la
nature, est-ce se mettre en révolte contre
sa sagesse, que de détruire un ennemi sous
lequel elle auroit pu succomber ?

DEUXIÈME OBJECTION.

*L'inoculation rend - elle la petite vérole
moins dangereuse dans ses résultats ?*

L'exposition simple des faits répond vic-
torieusement à cette objection suggérée par
la mauvaise foi.

Mais avant d'en appeler aux registres
mortuaires tenus dans divers établissemens,
considérons un instant les avantages que
présente l'inoculation. Ne dispose-t-on pas
le malade à recevoir le levain variolique par
tous les moyens que l'art a consacrés ?
N'éloigne-t-on pas le danger qui peut naître
de diverses complications ? Ne met-on pas
enfin le jeune patient dans l'état le plus favorable pour parer aux événemens les plus
ordinaires et les plus malheureux de la petite vérole naturelle ? Les faits parleront
davantage aux yeux vulgaires ou prévenus.

Ouvrons les listes célèbres du docteur Jurin ; comparons-les au résultat que présentent d'autres listes mortuaires tenues pendant 42 ans à Londres, et à d'autres continuées pendant 24 ans par une société de médecine de Roterdam; nous y verrons la proportion d'un huitième enlevé par cette cruelle maladie, sans parler ici des difformités, des mutilations qu'ont éprouvées ceux qui ont eu le bonheur d'échapper à la mort.

Quelle différence étonnante présentent les tableaux tenus dans divers hôpitaux consacrés à l'inoculation ! En 1755, sur deux cents inoculés, on n'observe qu'une victime ; cette heureuse progression a toujours été croissant, au point qu'aujourd'hui sur mille personnes qu'on inocule, on en perd à peine une. Ces faits ne sont ni controuvés, ni exagérés ; ils sont de notoriété publique, depuis que les administrateurs de l'hôpital d'inoculation à Londres ont soumis aux regards du public des listes comparatives (1). N'ont-ils pas depuis été constatés dans des journaux fidèles tenus en Allema-

____

(1) Voyez le rapport du D. Woodville.

gne, en France, et particulièrement à Genève ?

Quel est donc le père barbare ou la mère
aveugle qui résisteront à ce tableau comparatif ! Eh quoi ! leur sollicitude pour leurs
enfans s'arrêtera précisément au terme où
elle peut leur être plus précieuse ! Espérons
que mieux instruits, et désormais éclairés
par une funeste expérience sur les avantages nombreux de cette méthode, les parens sauront se conserver les objets de leur
tendresse.

TROISIÈME OBJECTION.

*Est-on sûr de ne pas inoculer d'autre virus
que celui de la petite vérole? N'est-il pas
à craindre qu'on ne communique le scor-
but, les écrouelles, les dartres, &c.*

Sans être obligé de discuter jusqu'à quel
point ces maladies sont contagieuses, et si le
principe de l'infection peut se communiquer par la matière purulente résultant d'un
phlegmon survenu dans ces affections, je
me contenterai d'appeler ceux de mes lecteurs que la prévention auroit pu égarer,
au tribunal de l'expérience.

Que répondront-ils aux essais nombreux du docteur Kirkpatrick à Londres? Cet inoculateur célèbre, voulant s'assurer si la matière purulente pouvoit transmettre à l'inoculé quelques affections étrangères, fit plusieurs opérations avec du pus tiré de différentes personnes attaquées les unes d'écrouelles, les autres de virus vénérien. Les inoculations qui en furent la suite furent toutes très-bénignes, et la santé des opérés ne souffrit aucune atteinte (1).

Cette objection ne tombe-t-elle pas d'elle-même, par la simple réflexion que l'on a la faculté de bien choisir le sujet sur lequel on doit prendre le virus variolique?

QUATRIÈME OBJECTION.

Si la petite vérole attaque une seconde fois, à quoi peut servir l'inoculation? Cette méthode n'empêche pas le retour de la petite vérole naturelle.

C'est ici le champ de bataille que les adversaires de l'inoculation ont défendu avec le plus d'opiniâtreté et le plus de succès.

____

(1) *Analysis of inoculation by Kirkpatrick.*

Soutenus, d'un côté, par les préjugés populaires qu'ils savoient nourrir ; appuyés, d'un autre, par la difficulté de leur prouver que la petite vérole ne pouvoit pas attaquer deux fois la même personne, ils ont long-temps paralysé les efforts des partisans de l'inoculation. Mais le témoignage unanime des médecins les plus éclairés, et que leur pratique a mis le plus à même d'observer cette sorte de phénomène, a déchiré le voile et arraché à ces détracteurs perfides le masque dont ils se couvroient.

Chirac et Molin à Paris, Boerhaave à Amsterdam, Mead à Londres, n'ont-ils pas attesté publiquement que jamais ils n'avoient observé de récidive variolique ? Le nom de ces grands praticiens doit suffire, pour imprimer à cet aveu le cachet de la vérité. Eh quoi ! quatre médecins illustres dans quatre capitales immenses, n'ont pas observé ce cas si vanté, et un détracteur obscur n'a pas honte de publier que sa pratique lui en a offert plusieurs exemples ! Cette simple considération devroit seule atténuer ou détruire l'impression d'un aveu aussi impudent.

Accordons aux anti-inoculistes, qu'il est

possible de rencontrer des personnes qui ont éprouvé deux fois la petite vérole ! Le petit nombre de ces cas, si adroitement amplifiés, ne détruit-il pas tout d'un coup le danger qu'on se plaît à exagérer? S'ensuivroit-il, d'ailleurs, que l'inoculation ne pourroit pas empêcher le retour de cette maladie ? Pour moi, je pense hautement que l'inoculation ajoute à ses nombreux avantages, l'avantage bien grand, bien précieux de rassurer pleinement sur le retour de la petite vérole, quand la matière qui a servi à l'inoculation a été prise sur un sujet affecté d'une vraie petite vérole. Autrement l'histoire de l'inoculation seroit remplie de récidives qui, dans tout autre cas, seroient effrayantes. Citerai-je ici Evans, un des six criminels de Londres inoculés par ordre du roi, à qui on fit inutilement diverses incisions ? Oubliera-t-on mademoiselle Détancheaux qui, en 1757, après avoir été inoculée, s'inocula de nouveau elle-même, sans qu'il survînt aucunes pustules. Peut-on, sans s'accuser de mauvaise foi, ne pas se rappeler cet appel généreux du docteur Jurin, par lequel il sommoit tous ceux qui pourroient avoir

quelques connoissances de nouvelles rechu-
tes, de venir lui en faire part, afin qu'il pût
les constater ? Ce médecin infatigable ne
nous certifia-t-il pas qu'il se présenta peu
de personnes, et que, sur aucune de celles
qui se présentèrent, il ne put reconnoître
les marques authentiques d'une seconde
éruption variolique ?

N'en seroit-il pas de ces prétendues récidives, comme de la dent d'or qui tourmenta
si long-temps les têtes les plus pensantes du
dix - huitième siècle ? Avant de discuter
comment ces récidives peuvent arriver, ne
devroit-on pas s'assurer si, quand elles
existent, elles participent de la nature d'une
vraie petite vérole ? L'erreur des observateurs n'a-t-elle pas passé souvent pour des
erreurs de la nature ?

Ici j'abandonne les ennemis obscurs de
l'inoculation, et leurs raisonnemens erro-
nés. Je les laisserai se disputer le droit de
décider si ce n'est pas attenter à la Divinité
que de chercher à arracher à la mort des
victimes innombrables et précieuses.

Contentons-nous de bénir la main qui la
première arbora l'étendard de l'inoculation ! Que nos cœurs, animés par la recon-

noissance, servent d'autels à ce mortel généreux!

Ouvrons les annales des peuples qui nous
ont devancés dans cette carrière; lisons dans
leurs erreurs, les erreurs que nous devons
éviter. Instruits par leur expérience, notre
marche en sera plus sûre.

Ici, deux sortes de recherches se présentent naturellement à notre curiosité. L'une
se compose de moyens médicaux qui, chez
les peuples inoculateurs, précèdent l'inoculation et y disposent. L'autre renferme l'histoire et le tableau des différens modes employés pour l'opération même.

*Moyens médicaux préparatoires employés
chez divers peuples.*

Si la différence du climat, des mœurs et
de l'habitude n'apporte que de légers changemens, ne produit que de foibles modifi-
cations dans l'organisation et la sensibilité
des peuples qui habitent le globe, l'histoire
raisonnée des moyens préparatoires employés par ceux qui nous ont précédés dans
la carrière de l'inoculation, peut jeter quelque jour sur cette question tant de fois
rebattue,

La préparation est-elle nécessaire dans l'inoculation ? Contribue-t-elle à son succès ?

Des peuples qui ne suivent que les loix imprescriptibles de la nature, ne deviennent-ils pas, pour le médecin philosophe, l'oracle même de la nature ?

En Asie, les inoculateurs du Bengale et de l'Indoustan ne procèdent à l'opération qu'après avoir fait prendre quelques bains, et ordonné le régime le plus sévère.

Les médecins de Bender, fameux dans l'histoire de l'inoculation par les caravanes qui s'y rendent, font observer aux voyageurs un jour de repos, dans lequel ils ne permettent que le riz et l'eau pure du Gange.

En Afrique, on observe à-peu-près les mêmes dispositions. Elles n'éprouvent de modification que celle que l'habitude, les mœurs et la religion ont consacrée dans ce pays.

En Grèce et dans tout le Levant, la pré-

paration des sujets qui doivent subir l'opération devient plus compliquée.

L'inoculatrice de ces pays commence son
traitement préparatoire par une purgation
qu'elle ordonne huit jours avant l'opération; elle défend le vin, les œufs, la viande,
et tous les alimens tirés de la classe des
échauffans.

L'air froid est sévèrement défendu.

En Angleterre, la grande majorité des
inoculateurs s'est déterminée en faveur du
traitement dispositif ou préparatoire.

Genève, la Suisse, l'Italie et tout le nord
de l'Europe n'ont jamais varié sur ce point
important.

En France, quelques médecins ont élevé
la voix contre ces formules éternelles et
invariables placées constamment à la tête
des traités d'inoculation. Leur juste indi-
gnation, en les emportant au-delà du terme
d'une saine critique, leur a fait proscrire
toute espèce de préparation. *In vitium ducit
culpœ fuga.*

Pour nous, forts du suffrage unanime de
tous les peuples, nous adopterons le traitement préparatoire, toutefois en le modifiant

suivant le climat, les saisons, l'âge et la constitution individuelle.

La médecine n'étant que la connoissance des rapports d'action des agens externes sur les corps vivans, et cette action étant altérée, modifiée par le climat, il doit s'ensuivre que les moyens médicaux doivent varier suivant les diverses régions. En effet, telle substance qui conserveroit la vie à un Samoyède, pourroit, dans la même circonstance, donner la mort à l'habitant brûlé du Sénégal.

La loi générale est faite par la nature; c'est aux médecins instruits à saisir les exceptions.

Ce que je viens de dire de l'influence du climat paroît, au premier coup-d'œil, devoir appartenir aux saisons. Mais en réfléchissant à la grande action des différentes constitutions de l'année sur l'économie animale, en pesant et comparant les diverses révolutions que leur influence y détermine, on se convaincra sans peine que ce chapitre mérite de fixer l'attention des médecins. Les orages que le printemps excite

dans les corps vivans, ne sont pas de même
nature que les orages qu'entraîne après soi
l'automne. Les moyens de les calmer sont
aussi bien différens.

L'instabilité du génie des constitutions
vernales et autumnales ne permet pas d'assigner ici un type invariable, un mode uniforme de traitement pour parvenir à rétablir l'harmonie dans l'économie animale.
C'est à la sagacité du médecin à le diriger
d'après les indications que lui fournissent
les phénomènes des corps vivans.

Tous les âges ne me paroissent pas susceptibles d'admettre la fatigue de la préparation. Je ne voudrois pas qu'avant l'époque
orageuse de la dentition, on tourmentât,
par aucuns remèdes, la frêle machine d'un
enfant, à moins qu'il n'y eût une indication
pressante.

En vain quelques praticiens voudroient-
ils nous effrayer par le tableau des dangers
que peut entraîner après soi la présence
d'une saburre visqueuse qui, selon eux,
inonde les parois de leur petit estomac.

Auroient-ils oublié, ces médecins toujours agissans, que, loin d'être une cause de

maladie, cet amas de substances gélatineuses
et muqueuses est un bienfait de la nature;
que l'organisation entière de ces petits êtres
en est formée, et que vouloir évacuer cette
substance si précieuse, c'est vouloir arrêter
la marche de la nature. La finesse de leur
tissu cutané, la douceur, la bénignité de
leurs fluides, ne les mettent-ils pas dans la
condition la plus favorable pour recevoir
le levain variolique?

Il n'en est pas de même de l'époque de la
dentition. Les orages qui se forment à cette
période de l'enfance ne sauroient trop fixer
l'attention des praticiens.

En supposant qu'on se déterminât, par
des motifs puissans, à opérer dans cette circonstance orageuse, je conseille, pour prévenir ou détruire des complications dangereuses, l'usage des évacuans, des bains, et
le régime le plus sévère.

Depuis cette époque de l'âge jusqu'à la
vieillesse, je pense que tous les sujets, même
les plus sains, ont besoin d'être disposés et
préparés aux effets de l'action du virus
variolique.

Quoique l'homme ait été formé d'après le
même module, quoique l'œil le plus exercé

n'apperçoive aucune différence sensible entre les organes de l'Albinos et du Nègre, du Groenlandais et du Patagon, il n'en existe pas moins une différence individuelle très-sensible dans ses résultats. Obscurci par les solidistes, foiblement entrevu par les humoristes, ce chapitre intéressant de la physiologie vient d'être éclairci par les lumières du C. Hallé ; on sait aujourd'hui que la différence relative des individus n'a pour cause que la prédominance d'un système sur l'autre.

Cette solution simple d'un des problêmes les plus complexes de l'organisation animale, nous mène directement dans la voie par laquelle nous devons aller attaquer, combattre les principes défectueux, rétablir l'harmonie entre les divers systêmes, et par-là mettre le patient futur dans l'état le plus heureux pour subir avec avantage l'opération.

C'est ainsi que la préparation ne doit pas être uniforme ; elle doit varier suivant le climat, la saison, l'âge et la constitution individuelle.

Après avoir applani toutes ces difficultés,

et placé la question précédente sous son véritable jour, il s'en présente une non moins importante à résoudre.

Est-il des cas qui contre-indiquent l'inoculation? Quelles sont les maladies qui doivent l'empêcher?

La réponse à cette question, en vengeant l'inoculation des morts que lui attribuent l'ignorance et la perfidie, ne contribuera pas peu à propager son bienfaisant usage.

Plus l'inoculation présente d'avantages, plus nous devons nous empresser d'étendre sa sphère d'activité.

Imitons la noble hardiesse des inoculateurs anglais. Admettons aux bienfaits de cette opération, des sujets qu'une crainte pusillanime avoit rejetés. Éclairés par les heureux essais du docteur Woodwille, nous ne pouvons plus hésiter d'inoculer les malheureux qui se présentent, quoique attaqués d'affections scorbutiques, scrophuleuses, arthritiques ou vénériennes.

Dans les épidémies meurtrières, la grossesse même n'est plus une contre-indication qui doive retenir l'inoculateur.

Dans les temps ordinaires, deux cas seuls

me paroissent devoir nous forcer à l'expectation.

1°. L'époque de la dentition.

2°. La cachexie portée au dernier degré.

PREMIÈRE CONTRE-INDICATION.

Dentition.

Nous ne pouvons nous dissimuler les dangers sans nombre qui menacent la vie à cette
époque de l'enfance. La diarrhée, les convulsions, les affections gastriques, seroient des
complications graves qui pourroient com-
promettre et le sort de l'inoculation et les
jours du jeune malade. Nous parerons à ce
double danger, en adoptant l'usage où sont
les Anglais d'inoculer avant l'éruption den-
taire, ou après la sortie des vingt premières
dents. Cette expectation, je le répète, ne
doit avoir lieu que dans les circonstances
communes; elle pourroit devenir funeste
dans une constitution varioleuse maligne.

DEUXIÈME CONTRE-INDICATION.

Cachexie portée au dernier degré.

Il seroit superflu de s'arrêter long-temps à
prouver combien seroit téméraire la main

qui voudroit porter le germe d'une maladie quelconque dans le sein d'un être dont les organes tombent en dissolution. M'objectera-t-on l'heureux essai du docteur Peverini ? Mais depuis quand une observation isolée doit-elle devenir la règle de notre conduite, et détruire tout-à-coup des craintes que le temps et la prudence nous ont inspirées ?

Ces deux cas ci-dessus mentionnés exceptés, toutes les époques de la vie, toutes les circonstances me paroissent favorables à l'inoculation, ou du moins ne nous semblent pas devoir en détruire les heureux effets, sur-tout quand, par une préparation raisonnée, on peut amener le sujet à ce point avantageux que l'expérience a fixé pour l'opération.

Il ne suffit pas, pour le succès de l'inoculation, d'avoir développé l'avantage de la préparation, d'avoir prouvé, sur cette préparation elle-même, l'influence des climats et des saisons, d'avoir signalé à l'observateur la cause des constitutions individuelles et leur différence, il faut faire conspirer en sa faveur les élémens même.

Toutes les saisons ne nous paroissent pas également favorables à l'insertion de la petite vérole.

L'hiver qui, de tout temps, avoit paru la saison la plus dangereuse au développement de la petite vérole inoculée, est aujourd'hui en Angleterre regardé comme l'époque de l'année la plus avantageuse. Le docteur Baker et Dimsdale, qui l'adoptent exclusivement, y avoient d'abord été amenés par l'observation des avantages nombreux que l'air frais apportoit aux malades, soit dans la petite vérole, soit dans l'inoculation ; ils ont été plus particulièrement fixés dans cette opinion par l'exemple de cent Ecossais inoculés dans la saison la plus rigoureuse, qui, quoique exposés continuellement aux injures de l'air, furent infiniment moins affectés qu'on ne l'est ordinairement.

Les plus grands praticiens n'avoient-ils pas observé qu'au printemps les petites véroles étoient plus malignes, ou du moins plus souvent confluentes ? Les inoculateurs n'avoient-ils pas remarqué une éruption plus forte à cette époque de l'année que dans aucune autre ?

Cependant, jusqu'à ce que des expérien-

ces ultérieures déterminent, d'une manière
précise et invariable, la saison la plus avantageuse pour le commun des hommes, je
pense que les adultes, et sur-tout les tempéramens sanguins, les individus dont la
fibre est forte et serrée, doivent choisir une
autre saison que celle de l'hiver. A cette
époque, la constitution est éminemment inflammatoire, du moins dans les cas les plus
ordinaires, et ce seroit s'exposer gratuitement aux dangers d'une complication toujours grave. C'est pourquoi l'automne leur
seroit bien plus avantageuse.

La raison qui, l'hiver, nous détermine-
roit à éloigner les adultes de l'inoculation,
nous porteroit à assigner cette saison aux
enfans.

Leur constitution éminemment pitui-
teuse, leur grande capacité de calorique, en
les mettant à même de jouer avec les rigueurs de l'hiver, faciliteroient au levain
variolique une éruption douce et légère, et
préviendroient les affections comateuses qui
se remarquent souvent dans la période de la
fièvre d'invasion.

L'heureux essai que j'en ai fait moi-
même, au mois de janvier de l'an huit, sur

les enfans d'un de mes amis , me détermine
en faveur de cette saison, toutefois en modifiant mon opinion d'après la constitution de
l'individu que je soumets à l'opération.

*Quelle est la partie la plus favorable pour
l'opération ?*

Des idées peu justes sur l'effet prétendu
dérivatif d'un topique irritant, avoient fait
penser à quelques praticiens, et particulièrement à Tronchin, que les extrémités in-
férieures devoient être choisies de préférence aux supérieures pour y pratiquer
l'insertion.

L'expérience n'a pas justifié cette théorie.
L'éruption est aussi forte au visage dans
l'insertion aux jambes que dans l'insertion
aux bras. Cet avantage étant illusoire , on
doit préférer l'extrémité supérieure. Par
cette méthode, on conserve aux enfans le
libre usage de leurs jambes ; ils se livrent
plus aisément aux exercices de leur âge , si
utiles au succès de l'inoculation.

Choix de la matière.

Les expériences de plusieurs inoculateurs habiles ont prouvé que la propriété

de la matière variolique s'altéroit, se dissipoit par le temps. Il est donc prudent de se servir de pus récemment exprimé.

Toutes les époques de l'éruption variolique sont bonnes pour l'extraction de cette matière. Ainsi sa liquidité, sa ténacité ne changent, en aucune manière, ses qualités contagieuses.

On peut aussi tirer indifféremment le pus qui doit servir à l'opération, ou d'un sujet sain, ou d'un sujet vicié, ou d'une petite vérole confluente, ou d'une petite vérole discrète. Cependant, quand on peut avoir l'avantage du choix, la sagesse et la prudence nous en font un devoir.

Mode d'opération.

Imiterons-nous le plus ancien peuple de la terre? Insérerons-nous, comme les Chinois, dans le nez de nos jeunes patiens des cylindres de coton pénétrés et imbus de matière variolique?

Soit différence dans le climat, soit variété dans l'organisation physique, les résultats peu avantageux que l'Europe a retirés de cette méthode, l'ont fait abandonner des praticiens.

Percerons-nous, d'après l'exemple des
peuples du Sénégal, du Canada et du Bengale, la peau entre le pouce et l'index ?

Le prix que nous attachons à la beauté de
la main, ne nous permet pas d'adopter cet
usage.

Nous rejetterons de même la méthode usi-
tée depuis des siècles en Circassie, qui con-
siste à plonger dans le creux de l'estomac,
au sein gauche, à l'ombilic et au poignet,
une espèce de trois-quarts composé de trois
aiguilles liées ensemble.

Nous laisserons aux habitans des côtes de
la mer Caspienne le coquillage sacré à l'aide
duquel ils font différentes blessures à leurs
enfans, pour mêler avec leur sang du pus
d'un varioleux.

Si la diminution dans les dangers et
dans la douleur, si la sûreté, la préci-
sion dans les résultats sont des avantages auxquels on doive s'arrêter pour
l'adoption d'un mode d'opération, la méthode des piqûres doit, sans contredit, l'emporter, non-seulement sur les usages établis
chez les nations éloignées, mais encore sur
deux autres méthodes qui ont encore en

Europe quelques partisans ; je veux dire, celle des vésicatoires et celle des incisions.

Plus anciennement établie, la méthode des incisions a présenté souvent à l'observateur impartial des défectuosités assez graves pour avoir déterminé une infinité de praticiens instruits à l'abandonner.

En effet, les Traités d'inoculation sont remplis d'accidens malheureux survenus à la suite de cette opération : on y remarque des dépôts énormes survenus dans les glandes axillaires, des convulsions toujours effrayantes, des ulcères souvent incurables. L'anomalie des phénomènes que présentent chez divers individus les lésions du tissu cutané et du corps graisseux, suffiroit seule pour proscrire à jamais ce mode toujours incertain dans ses résultats.

Les vices que nous avons reprochés aux incisions, peuvent s'appliquer plus justement encore aux vésicatoires.

Ici vous avez deux maladies pour une. Affection locale, affection générale. Ajoutez aux dangers de cette complication, l'action dans l'économie animale d'une quantité trop grande de virus variolique ; l'impossibilité

de vous assurer d'une manière satisfaisante
des progrès de l'insertion, la crainte trop
souvent réalisée d'un ulcère sordide et profond, d'engorgemens glanduleux, de suppurations intarissables, d'érésypèles souvent mortels, de métastases au cerveau,
aux poumons et à d'autres organes aussi
précieux, et vous ne balancerez plus à adopter exclusivement la méthode des piqûres
que nous allons décrire.

Méthode des piqûres ou de Sutton.

Après s'être pourvu de la matière variolique, soit qu'on l'exprime d'une éponge
dans laquelle on la contient, soit qu'on la
puise dans la plus belle pustule d'un sujet
actuellement varioleux, on en arme la
pointe d'une lancette qu'on plonge le plus
superficiellement possible à la partie moyenne externe du bras, après avoir tendu la
peau avec la main gauche. On soulève hori-
zontalement l'épiderme à une ligne ou une
ligne et demie. On tient écartées les lèvres de
cette petite plaie, sur laquelle on passe et
repasse plusieurs fois le plat de la lancette.
L'épiderme, par son élasticité, ferme cette
ouverture presque insensible, et tient lieu

de bandage et d'emplâtre qui sont proscrits dans la méthode de Sutton et Dimsdale.

La simplicité de ce procédé ne fait qu'ajouter aux nombreux avantages qui le distinguent des autres.

Parmi ces avantages, on remarque les suivans.

1°. La petitesse de la plaie.

Comme elle n'est, en quelque sorte, que la ligne géométrique, on n'a pas à craindre ces phénomènes qu'entraînent après soi les grandes lésions.

2°. L'absence des emplâtres et des topiques.

Cette considération n'est pas des moins importantes. Qui peut ignorer aujourd'hui les accidens fâcheux, les complications dangereuses, que produit dans les plaies les plus simples l'action toujours irritante de ces topiques? La thérapeutique moderne, en proscrivant des aides aussi funestes, a fait un pas de plus vers les loix de la nature.

3°. L'absence des ulcères, des dépôts, des longues suppurations, des érésypèles.

4°. La promptitude de la convalescence.

Cet avantage appartient exclusivement à cette méthode. A peine la petite vérole a-t-elle parcouru tous ses périodes, que le malade recouvre la santé la plus parfaite. Ce qui n'arrive pas, quand l'inoculation a été pratiquée au moyen des deux méthodes ; des mois entiers s'écoulent souvent, avant que le malade soit délivré des ulcères et des dépôts qui se sont manifestés.

5°. La facilité de porter un prognostic sûr.

Ici l'avantage est frappant. Nulle cause d'erreurs. Les phénomènes que présentent la plaie appartiennent seuls à la nature. En vous donnant la mesure de ses efforts, ils vous donnent l'heureux moyen de les diriger. Tout symptôme qui se manifeste devient autant de rayons lumineux qui éclairent votre marche. Contemplateur attentif du combat qui se livre entre le principe délétère que vous avez introduit et la nature, vous assurerez ses pas incertains ; vous aiderez sa foiblesse ; vous animerez son ardeur; vous calmerez son énergie, et vous partagerez avec elle la gloire du triomphe.

Il n'en seroit pas de même si vous eussiez adopté une méthode différente. Masquée par l'appareil, altérée, modifiée par les emplâtres, la plaie ne peut être soumise à vos regards sans vous convaincre qu'ici il y a double action ; action du virus variolique, action des topiques. Complication qui doit influer sur votre prognostic, et souvent en détruire la justesse.

Tableau des phénomènes que présente l'insertion.

Nous tirerons, avec Dimsdale et Gatty, nos divisions principales de la succession des symptômes.

Première division. Symptômes locaux.

Deuxième division. Symptômes locaux et généraux ; fièvre d'invasion.

Troisième division. Eruption universelle.

Quatrième division. Suppuration des pustules.

Cinquième division. Dessèchement des pustules.

Méthode des piqûres.

Première division. First - infection de Dimsdale. Eruption locale.

Après avoir démontré les avantages de la méthode des piqûres sur les autres procédés, il me semble inutile d'avertir que je

ne me crois obligé de décrire que les phénomènes qui suivent.

Premier jour. Rien de remarquable.

Deuxième jour. La loupe fait appercevoir
une tache orangée.

Troisième jour. Augmentation de la tache, crispation, dureté manifeste à la peau.

Quatrième jour. Démangeaison, prurit,
inflammation légère à la partie.

Cinquième jour. Augmentation de ces
divers symptômes. Apparition d'une vésicule légère contenant une liqueur claire et
séreuse. Premier travail de la nature ; infection locale sensible, virus propre à la
propagation.

Sixième jour. Sensibilité de l'aisselle,
engorgement léger, symptômes favorables.

. Septième jour. Cercle inflammatoire ;
noyau blanchâtre au centre. Développement parfait d'un phlegmon variolique.

Du septième au huitième jour, époque
ordinaire de l'invasion de la fièvre.

Deuxième division. Période très-variable
dans son commencement, dans son cours,
dans ses symptômes et dans sa fin. Variétés

dépendantes de l'idyosyncrasie du sujet, et des circonstances accessoires.

Tel individu sera atteint de cette fièvre d'invasion au huitième jour; tel autre ne l'éprouvera qu'au dixième ou onzième jour.

Symptômes précurseurs généraux. Semblables en tout à ceux qui caractérisent le début des autres affections fébriles. Comme eux, modifiés par la constitution individuelle, et présentant des variétés sans nombre.

Symptômes pathognomoniques. Haleine forte, odeur *sui generis.*

Symptômes concomitans généraux. Le deuxième jour, époque où la fièvre est portée à son plus haut degré d'intensité, on observe quelquefois des mouvemens convulsifs aux muscles de la face, des soubresauts dans les tendons, des hémorragies nasales ou utérines, de légères affections au cerveau; mais ordinairement ces accidens ne sont pas graves, et deviennent rarement inquiétans.

Le troisième jour de la fièvre. Transpiration assez abondante, urines critiques, éruptions symptomatiques de taches rou-

ges , prélude d'une véritable éruption. As-
soupissement , prostration légère , inquiétude.

Le quatrième jour de la fièvre d'invasion
ou le 11 et le 12, *universal infection* de
Dimsdale ; éruption générale.

Troisième division. Marche de cette éruption, semblable à celle de la petite vérole
naturelle ; se développant d'abord au visage,
puis à la poitrine, au dos , aux fesses et aux
extrémités.

. Cessation presque totale des accidens
mentionnés dans la période précédente.

Inégalité dans l'éruption. On voit des
sujets ne présenter que deux à trois boutons, d'autres , quarante à cinquante ; et ce
nombre est à-peu-près celui qui s'offre le
plus souvent.

J'ai inoculé , dans l'automne de l'an huit ,
deux enfans dans la même maison ; ni l'un
ni l'autre n'a eu d'éruption. Quoiqu'ils aient
éprouvé tous les deux les phénomènes que
nous avons décrits comme caractères certains du succès de l'insertion , l'inquiétude
des parens me détermina, vingt jours après,
à recommencer l'opération. Le lendemain ,

les plaies étoient cicatrisées chez les deux enfans. J'ai renouvelé l'inoculation. J'ai éprouvé les mêmes effets. Je suis depuis parvenu à rassurer pleinement la tendresse des parens. Ce fait rare m'a paru assez intéressant dans deux frères, pour mériter ici sa place. Ce cas n'appartient pas à la première variété qu'on remarque dans le docteur Desoteux.

Le quatorzième ou le quinzième jour de la maladie, le troisième ou le quatrième de l'éruption générale, commence la suppuration qui forme la quatrième division.

C'est ici qu'il est facile de prouver aux anti-inoculateurs combien leur aveugle opiniâtreté produit de victimes, et combien l'inoculation en arrache à la mort.

Qui ne connoît les craintes, les inquiétudes que la fièvre de suppuration inspiroit à l'illustre Sydenham? Qui n'a pas vu, dans sa pratique, ces métastases si promptement mortelles, ces frénésies, ces dépôts qui minent lentement la vie dans les organes les plus nobles ; effets terribles de la fièvre secondaire ?

L'inoculation, en diminuant le nombre

des phlegmons, diminue aussi les dangers qu'ils traînent après eux. L'éruption géné- rale faite, tout symptôme effrayant dispa- roît. Les pustules arrivent sans trouble à la période de suppuration. Celle-ci s'achève avec le calme du succès.

Cinquième division. Dessèchement des pustules. Cette époque de la maladie est, comme la première, parfaitement exempte de dangers. Les phlegmons, après avoir passé par tous les degrés qui conduisent à la suppuration, s'ouvrent, évacuent la matière purulente qu'ils contenoient, et bientôt n'offrent plus qu'une légère cicatrice. Ce dessèchement suit la marche de l'éruption ; le visage, qui avoit été attaqué le premier, se trouve aussi le premier délivré ; il en est de même des autres parties du corps.

Telle est, dans le plus commun des cas, l'histoire fidelle des phénomènes que pré- sente la petite vérole inoculée.

Avant d'exposer le tableau des variétés qu'offre souvent la pratique, résolvons une question importante. Déterminons à quelle période de la maladie, et par quels moyens, la médecine doit devenir agissante.

S'il est vrai que l'art ne doive ses secours qu'à des désordres manifestes dans l'économie, si sa main doit s'arrêter là où le principe morbifique est encore occulte, il est constant qu'il faut abandonner aux soins de la nature la première période de l'inoculation. A cette époque, le système n'est pas encore affecté ; le virus n'agit encore que sur la partie où on l'a appliqué ; les fonctions sont encore dans un équilibre parfait.

Il n'en est pas de même de la seconde période. Les maux de tête, les angoisses, l'abattement, la prostration, le délire, les convulsions et tous les phénomènes précurseurs des affections fébriles, sont autant d'indications d'agir. Cette période de l'inoculation appartient donc exclusivement à la médecine agissante ; elle exige toutes les ressources de l'art, toute la sagacité du médecin.

La fièvre d'invasion se déclare. Ou elle est trop forte, ce qui arrive le plus souvent ; ou elle se développe avec trop de lenteur.

Dans le premier cas, on ne sauroit trop

s'empresser de calmer ces efforts tumul-
tueux de la nature, qui s'opposent à l'éruption générale. Ici la route à suivre nous est
tracée par les Baker, les Monro, les Dimsdale. Profitons de leurs heureux essais;
comme eux, ne permettons à nos jeunes
opérés qu'un régime doux et rafraîchissant.
Arrachons-les du lit, où peuvent encore les
retenir l'ignorance et l'opiniâtreté ; pour
peu qu'il leur reste de forces, qu'ils circu-
lent à l'air libre. Qu'ils soient légèrement
vêtus. Si la saison est trop rigoureuse par
sa chaleur, donnez à l'air que doit respirer le
malade une température douce ; choisissez
celle de 10 à 11 degrés du thermomètre de
Réaumur. Il en sera de même des rigueurs
de l'hiver; quoique le froid contribue beaucoup au succès de l'inoculation, il faudra
en modérer l'intensité suivant la délicatesse
du sujet.

Pour justifier cette méthode que je conseille
d'après les exemples les plus frappans, qu'il
me suffise d'avertir que l'art n'a jamais présenté de moyens ni plus prompts ni plus
sûrs, pour arrêter tout-à-coup ces affections
du cerveau, souvent dangereuses, pour
dissiper ces angoisses et ces prostrations in-

quiétantes qui accompagnent quelquefois la fièvre d'invasion.

Nous ajoutons aux bons effets d'une température froide, les avantages qu'on retire d'un régime doux et léger. A cette époque, nous proscrivons tout aliment tiré du règne animal. Nous nous contentons de l'usage de quelques substances farineuses, telles que le riz, l'orge, le vermicelli et tous les alimens dont ces matières forment la base.

Nous permettons indifféremment toute boisson froide légèrement acidule, suivant le goût de l'inoculé.

A la manière des Sutton et Dimsdale, nous ordonnons, le soir de la fièvre d'invasion, une poudre légèrement purgative, dont nous aidons l'effet par des lavemens.

La maladie parcourt ses périodes ordinaires. A l'éruption générale, succède la suppuration générale. Comme les symptômes qui se manifestent alors, dépendent de la quantité des pustules, quand la maladie est confluente, un certain danger accompagne toujours cette époque. Le médecin doit veiller à aider, à favoriser cette suppuration; à calmer la fièvre qui peut avoir lieu. Il est utile, dans les cas ordinaires, de permettre alors les alimens plus nourrissans, les viandes tendres et le vin vieux.

La suppuration se tarit, les pustules se dessèchent. C'est alors qu'il faut terminer le traitement par des potions légèrement purgatives, auxquelles on fera succéder, pendant quelque temps, l'usage des amers.

Souvent les malades se voyant parfaitement rétablis, se gorgent d'alimens, avec d'autant plus d'avidité, qu'ils ont souffert plus long-temps les rigueurs du régime. Dimsdale et Gandoger citent des observations qui prouvent combien ces excès peuvent devenir funestes.

Lenteur dans le développement de la fièvre.

L'époque fixée par les inoculateurs pour le développement de la fièvre d'invasion, n'est pas une question inutile. L'observation a appris que l'inoculation étoit d'autant plus bénigne, que la fièvre se manifestoit plutôt. Cette lenteur, cette inertie de la nature, ont toujours présagé ou une petite vérole maligne, ou une éruption très-abondante.

Pour exciter l'inflammation qui devient

si nécessaire, nous ne suivrons pas l'exemple des Indiens, qui versent sur la tête et le corps de l'inoculé des seaux d'eau froide ; nous nous contenterons de l'usage des poudres mercurielles. Le calomel remplit cette indication avec tout le succès possible.

Variétés de la petite vérole inoculée.

La constitution individuelle modifie tellement l'action du virus variolique, que les praticiens ont été obligés d'admettre trois espèces de petite vérole inoculée.

En Angleterre, le D. Frewen en a consigné, dans *the Medical and Physical Journal*, une observation bien frappante. Il l'appelle *Blond sort.*

On la reconnoît aux caractères suivans ; rapidité dans le développement des symptômes locaux et généraux ; absence de l'éruption générale ; résolution des pustules au bras. Cette espèce n'est nullement dangereuse ; elle exige les mêmes soins que l'inoculation la plus régulière.

Les *Sutton* ont observé une variété qui présente les caractères les plus opposés à la première.

Autant la première se développe prompttement, autant celle-ci est lente à donner la marque de l'infection : la plaie reste longtemps pâle ; l'éruption ne se fait que par intervalles ; la prostration est plus forte, et le prognostic plus fâcheux.

On ne peut la combattre avec avantage, que par les évacuans et les mercuriaux.

La troisième que Dimsdale a décrite, est érésypélateuse : il l'appelle *rash*.

Elle se manifeste dans le temps de l'éruption générale, et simultanément, elle affecte toute la surface de la peau ; elle présente tous les caractères de la petite vérole la plus confluente. Mais on en reconnoît la différence, par l'absence des phénomènes qui appartiennent exclusivement aux petites véroles malignes.

Dans cette espèce, on ne peut, sans danger, permettre l'air frais et les boissons froides. Les cordiaux paroissent nécessaires, jusqu'à un certain point.

Mode de traitement des accidens consécutifs locaux.

Quand l'ulcère local s'étend, quand il devient profond, il est instant d'en arrêter les progrès. Quoique ces cas soient rares, ils ne s'offrent encore que trop souvent. Les lotions avec l'eau de Goulard, les topiques dans lesquels entre l'acétite de plomb, suffisent ordinairement : dans le cas où leur usage deviendroit insuffisant, il faut recourir aux topiques mercuriels; leur efficacité est constatée par une série de faits satisfaisans.

On a vu des pustules se développer sur la conjonctive et la cornée transparente; quelquefois elles se manifestent sur les points lacrymaux, et déterminent consécutivement des fistules lacrymales.

Dans ces circonstances, le médecin doit être continuellement en éveil. Il ne faut pas négliger les topiques sédatifs; si ces moyens simples ne suffisent pas pour déterminer une parfaite résolution, on ne peut trop

s'empresser d'ouvrir les petits foyers puru-
lens qui se forment; rarement ce procédé
manque, et le phlegmon disparoît le plus
souvent sans former aucun ulcère.

TABLEAU HISTORIQUE

ET PRATIQUE

DE LA VACCINE.

Cedamus.... moniti meliora sequamur. — VIRG.

TABLEAU COMPARATIF

DES AVANTAGES

QUE PRÉSENTE LA VACCINE

sur l'inoculation ordinaire.

Nous allons, pour remplir cet objet, mettre sous les yeux de nos lecteurs les considérations qui ont fait adopter à Londres, et élever un monument pour l'inoculation de la vaccine.

Ceux qui ne connoissent qu'en partie l'histoire de la petite vérole, sont naturellement portés à croire que la petite vérole inoculée étant incomparablement plus bénigne que la naturelle, et garantissant de la mort un très-grand nombre d'individus, il est difficile d'aller plus loin pour diminuer le danger de cette maladie, et inutile de tenter. Mais ceux qui sont plus profondément versés dans ce sujet savent très-bien que, malgré les avantages immenses de l'inoculation, la petite vérole fait encore beaucoup de mal au genre humain. Car,

1°. Quelque bien dirigé que soit le traitement de la petite vérole inoculée, elle n'est pas exempte de tout danger ; et quoique le nombre de ceux qui en meurent ne s'élève probablement pas à plus de 5 sur 1000, ces accidens sont incomparablement plus affreux pour les parens que si la mort avoit été le résultat d'une maladie accidentelle. Quelque bénigne que soit la petite vérole inoculée en général, il y auroit donc beaucoup à gagner à pouvoir lui substituer une maladie beaucoup plus légère et bien moins dangereuse encore.

2°. On peut, sans exagération, affirmer que s'il ne meurt que 5 inoculés sur 1000, il y en a au moins 40 pour lesquels la petite vérole, quoiqu'inoculée, est une véritable maladie, un état pénible, douloureux, et, jusqu'à un certain point, alarmant.

3°. Les nombreux foyers de contagion que laisse la petite vérole après elle, ne permettent pas d'espérer qu'elle puisse être universellement détruite, et à moins que l'inoculation ne devienne beaucoup plus générale qu'elle ne l'est actuellement, il y a lieu de croire qu'en disséminant davantage la contagion, elle contribue plutôt à augmenter la mortalité qu'à la diminuer.

4°. L'inoculateur le plus habile et le plus heureux ne peut jamais répondre que ses inoculés soient tous à l'abri des marques, des cicatrices, des difformités que la petite vérole laisse si souvent après elle; ou complètement garantis des maladies constitutionnelles qu'elle réveille fréquemment à sa suite.

5°. Il y a certaines familles, certains tempéramens, certaines positions, telles, par exemple, que la grossesse, dans lesquelles la petite vérole, même inoculée, est presque toujours une maladie très-dangereuse.

Or, toutes les observations qu'on a recueillies dans le courant de cette année, sur la vaccine, et particulièrement les nombreuses expériences qu'on a faites pour bien déterminer les effets de cette maladie, communiquée par inoculation, ont démontré clairement qu'on peut obvier à tous ces hasards de la petite vérole inoculée, en inoculant la vaccine à sa place. Car,

1°. Sur plus de 4000 personnes auxquelles on a inoculé la vaccine, il n'en est mort qu'une ; et il y a tout lieu de croire que la mortalité de cette maladie sera à l'avenir beaucoup plus foible encore.

2°. Quand on a eu la vaccine, soit naturelle, soit inoculée, il n'y a pas un seul exemple avéré qu'on ait été susceptible ensuite de prendre la petite vérole. C'est une vérité qui s'est transmise par tradition depuis un temps immémorial dans les pays où la vaccine naturelle est connue. Des 4000 inoculés vaccins dont nous venons de parler, on a inoculé la petite vérole à plus de 2000; la plupart ont été plusieurs fois exposés depuis aux émanations varioliques, sans qu'aucun d'eux en ait jamais été attaqué.

3°. On peut affirmer que, généralement parlant, la vaccine inoculée est une maladie beaucoup plus légère et plus bénigne que la petite vérole inoculée ; tellement que pour 10 inoculés de la petite vérole qui en sont indisposés d'une manière grave, il y a à peine un inoculé vaccin dont on puisse en dire autant.

4°. Il ne paroît pas que la vraie vaccine puisse se communiquer, comme la petite vérole, par les émanations des malades ; en sorte qu'il y a lieu de croire que si jamais on l'inocule généralement, au lieu de la pe-

tite vérole, celle-ci disparoîtra finalement
de l'Europe, comme en ont disparu la
peste, la suette, et certaines espèces de
lèpre, qui n'y sont plus connues que de nom.

5°. Il ne paroît pas non plus que le virus
vaccin puisse, comme celui de la petite vérole, transmettre indirectement la maladie
par l'attouchement des habits, du linge et
des meubles qui ont servi aux malades ; en
sorte qu'on ne court point le danger de la
propager de cette manière, en l'inoculant
généralement.

6°. Il a été démontré que quand la constitution a été une fois manifestement atteinte
par la vaccine, on n'est plus susceptible à
l'avenir de la prendre ; en sorte qu'on ne doit
plus appréhender, comme on le craignoit il
y a quelque temps, de substituer à la petite
vérole une nouvelle maladie éruptive, à laquelle on pourroit être sujet plusieurs fois
dans la vie.

7°. Il a été de même démontré qu'on n'en
est pas susceptible lorsqu'on a eu la petite
vérole ; en sorte que les personnes qui ont
déjà eu celle-ci, soit naturellement, soit par
inoculation, n'ont rien à craindre de l'introduction de la vaccine, comme elles pou-

voient l'appréhender il y a quelque temps.

8°. L'expérience a démontré qu'on ne court aucune chance de difformité par l'inoculation de la vaccine.

9°. Il n'a pas paru, dans les nombreuses observations faites jusqu'à présent, que la vaccine, soit naturelle, soit inoculée, ait jamais excité après elle aucune autre maladie qui pût, à juste titre, être regardée comme en étant la suite.

Histoire de la Vaccine.

Dans le comté de Glocester, les vaches sont sujettes à une maladie qui affecte particulièrement le pis; c'est un bouton ulcéreux. Le pus, ou plutôt la sérosité qui s'en échappe, communique cette affection aux personnes qui sont chargées du soin de les traire, lorsque l'épiderme se trouve enlevé par une cause quelconque dans les parties qui sont en contact avec le pis ulcéré.

Depuis un temps immémorial le peuple étoit dans l'opinion, que ceux qui avoient été infectés ainsi de cette maladie des vaches, se trouvoient pour la vie préservés de la petite vérole. La tradition avoit conservé à ce sujet une masse d'observations intéressantés ; le docteur Jenner les recueillit. Frappé des avantages immenses que promettoit une découverte si précieuse, en inoculant cette matière au lieu du virus variolique, il s'appliqua avec une ardeur peu commune à éclairer du flambeau de l'expérience la marche que la nature avoit indiquée aux habitans grossiers de Glocester. Ses essais commencèrent en 1797.

Avant d'entrer dans la carrière que son génie venoit de lui ouvrir, il crut devoir déterminer d'une manière précise jusqu'à quel point l'opinion du vulgaire sur ce préservatif de la petite vérole méritoit de croyance : il inocula donc avec le pus d'une petite vérole quelques individus qui n'avoient jamais eu cette maladie, mais qui avoient été infectés par les vaches.

Parmi ceux que le docteur Jenner inocula, on cite

inoculés par la petite vérole, ans après avoir eu le *cow-pox*.

Joseph Merret.............	25
Sarah Portlock.............	27
John Phillips	53
Margi Barge...............	31
Élysabeth Wynne...........	38
William Stinchcomb	10
Hater Walkley.............	26

Aucun de ces sept individus ne fut affecté des accidens propres à la petite vérole ; il n'y eut chez tous qu'une irritation locale.

Ce premier succès anima son courage ; il lui restoit à faire , sur la marche de cette nouvelle maladie , sur sa complication , ses accidens , son caractère essentiel , les observations les plus impartiales. Pénétré de l'idée que cette découverte appartenoit à l'humanité entière , il ne crut pas devoir s'en rapporter à ses propres essais, il donna le premier l'éveil sur cette affection nouvelle , et signala aux observateurs les avantages nombreux qui pourroient résulter de l'inoculation de la vaccine.

Plus près du théâtre de cette intéressante découverte , les médecins de Londres furent aussi les premiers à répondre au signal que venoit de donner le docteur de Berkeley. En 1799 le docteur Woodwille , dans *The inoculation and small pox hospital* , avoit répété avec le succès le plus flatteur sur six cents individus les essais du docteur Jenner.

Le docteur Pearson ajouta beaucoup aux observations de ces deux médecins célèbres. Il rectifia quelques erreurs, il signala de nouveaux phénomènes, traça d'une main plus fidèle les traits de cette nouvelle maladie.

Des succès si inespérés, en pénétrant sur le continent, éveillèrent l'attention des praticiens instruits. Malgré les avantages immenses que présentoit l'inoculation sur la petite vérole, on ne se dissimuloit pas les accidens qui quelquefois accompagnoient ou suivoient cette méthode bienfaisante : l'incertitude du médecin, l'inquiétude des parens faisoient depuis long-temps desirer qu'on découvrît quelques moyens encore plus doux. Les médecins du continent, portés à croire, d'après les rapports de l'Angleterre, que la vaccine offroit un heureux préservatif, voulurent bientôt s'en assurer par eux-mêmes.

A Vienne, le docteur de Carro fut le premier à donner l'exemple ; il vaccina son fils avec le plus grand succès. Cet exemple et la terreur qu'inspiroit dans cette capitale une épidémie terrible de petite vérole, déterminèrent un grand nombre de familles des plus distinguées à se faire vacciner.

Le duc d'Hanovre envoya à Londres le docteur Stromeyer pour s'instruire et s'assurer de la certitude de ce nouveau moyen.

Le prince de Gotha suivit un exemple aussi beau, et eut tout lieu de s'en applaudir.

L'illustre professeur de Genève, M. Odier, brûlant du desir de faire jouir ses concitoyens des bienfaits de cette méthode, s'éclaira de l'expérience des docteurs Jenner, Woodwille, Pearson et de Carro, et la vaccine vint bientôt arracher aux ravages de l'épidémie variolique une foule d'enfans précieux.

Gênes devra de la reconnoissance au professeur Scassi, qui vient d'y introduire cette découverte.

Les soins du docteur Marshall viennent de la fixer à Gibraltar.

Le docteur Waterhouse a vacciné avec le plus grand succès à Cambridge, Nouvelle-Angleterre, quoique au mois d'août. Ce médecin ingénieux, au lieu d'appeler la vaccine *cow-pox*, a changé ce nom pour celui de *kine-pox*; espérant, dit-il avec esprit, que bientôt il changera l'*e* en *d*, pour en faire *a kind-pox*, une petite vérole bénigne. Ses succès justifient son espoir.

Hommage au citoyen Larochefoucault-Liancourt. C'est à sa philanthropie que nous devons l'importation en France d'un

moyen aussi précieux. Long-temps témoin
des succès de la vaccine à Londres, il voulut
en enrichir son pays. De retour à Paris, en
l'an huit, il créa un comité médical composé
des médecins les plus distingués de la capitale, à l'effet de déterminer et répéter les
heureux essais des médecins anglais.

Comme le suffrage d'une réunion aussi
célèbre, à la tête de laquelle on voit avec
plaisir le cit. Thouret, doit ajouter le plus
grand poids aux nombreuses observations
que nous soumettrons aux regards du public, nous nous déterminerons à insérer
son rapport à la fin de ce Mémoire.

Qu'il me soit permis de satisfaire d'avance
l'avide curiosité du lecteur, en leur annon-
çant que les succès du comité répondent en
tout aux succès qu'on a éprouvés en Angleterre.

Un autre foyer de lumière s'est aussi établi à Rheims. Les talens du cit. Husson,
médecin à Paris, ont donné lieu à des observations curieuses, dont je parlerai dans
un autre moment.

Depuis l'apparition en France du docteur
Woodwille, la vaccine s'est singulièrement
propagée. Les difficultés qu'avoient éprou-

vées les médecins de Paris à faire réussir les
fils envoyés d'Angleterre, avoient apporté
à cette inoculation des retards très-fâcheux.
Les chaleurs du mois d'août de l'an huit ont
été excessives; le thermomètre de Réaumur
étoit à 29 et 30 degrés, elles paroissent avoir
altéré le virus vaccin. Les expériences du
D. Jenner nous le prouvent d'une manière
certaine.

J'ai cru devoir tracer l'historique de cette
maladie, présenter son développement dans
le petit comté de Glocester, peindre ses succès et sa marche triomphante dans le sein
de l'Angleterre, de l'Allemagne et de la
Suisse, célébrer son heureuse introduction
dans mon pays, avant que de remonter à
son origine et à sa nature.

Les bienfaits de la vaccine ne sont plus
contestés dans la capitale, où déjà le nombre
des observations en sa faveur est immense.
Ses succès sont tellement multipliés, que déjà
on compte en Europe plus de 80,000 vaccinés. Espérons que des médecins philan-
thropes voleront dans les grandes villes de
la France, y prêcheront, en apôtres zélés,
les avantages extraordinaires d'un moyen
aussi doux et aussi simple.

Origine de la vaccine.

Quoique nous ayons dit que la vaccine étoit une maladie des vaches endémique dans le comté de Glocester, quoique nous ayons paru, d'après cet exposé, avoir déterminé son origine, il s'en faut de beaucoup que cette question soit résolue. Les Anglais eux-mêmes ne sont pas d'accord sur la source de cette maladie. Deux médecins célèbres, tous deux vaccinateurs renommés, le D. Jenner et le D. Pearson, ont soutenu et soutiennent encore avec opiniâtreté chacun une opinion contraire. L'un, le D. Pearson, prétend que la maladie dont il est question est particulière et propre à la vache : l'autre, le D. Jenner, pense et croit pouvoir prouver que le *cow-pox* a été communiqué primitivement à la vache par l'intermède des domestiques qui ont pansé des chevaux dont les talons étoient légèrement ulcérés, et avoient ce qu'on appelle en Angleterre *a scratchy-heal, or the grease.*

Cette dernière hypothèse est presque rejetée en Angleterre. Ecoutons cependant les raisons du D. Jenner.

1°. Il cite comme une preuve favorable à son opinion, l'opinion même du peuple accoutumé à voir cette maladie.

2°. Il assure que le *cow-pox* ne s'est jamais introduit dans une laiterie, sans qu'auparavant on n'ait observé le javart sur quelques chevaux.

3°. Que cette maladie ne s'est jamais fait sentir en Ecosse ni en Irlande, parce que les hommes ne sont pas occupés à traire les vaches. (Je reviendrai sur cette preuve.)

4°. Parce que la sérosité que distille la plaie du talon, produit chez les hommes une éruption parfaitement semblable à la vraie vaccine.

Ici je puis traduire, en faveur de l'opinion de Jenner, l'extrait d'une lettre adressée à lui-même, et publiée dans le dernier *the Medical and Physical Journal* (numéro 21).

Cette lettre est datée d'Oxford, 16 octobre 1800, signée Christ. Pegge.

Comme cette lettre n'a pas encore été traduite, elle pourra paroître curieuse au médecin impartial.

M. Lupton, chirurgien consommé à Thame, est appelé, le 8 avril 1800, chez

M. Way, fermier à Ichford, pour y voir son fils qui se plaignoit d'une douleur très-vive au bras, à la main et aux aisselles, avec engorgement des glandes, un degré sensible de fièvre, et un ulcère semblable à l'éruption vaccinique. Interrogé sur la cause de cette maladie, ce jeune homme répondit qu'il l'attribuoit aux pansemens qu'il avoit faits aux talons ulcérés d'un de leurs chevaux, soutenant qu'il n'avoit eu auparavant aucune communication avec les vaches.

Le même M. Lupton cite un autre exemple de vaccine qui n'a pu-être produite que par les plaies du talon du cheval.

C'est un nommé Richard Huns qui fait le sujet de cette observation.

Ce jeune homme , domestique chez M. Pandolph, fermier de Thame-Park , après avoir pansé un cheval affecté d'ulcère au talon, éprouva tout-à-coup de la roideur et de la difficulté à mouvoir le bras : les glandes axillaires s'engorgent ; à cet engorgement, succèdent des pustules qui occupent sa main ; il s'établit sur le doigt du milieu une suppuration douloureuse, présentant cette apparence bleuâtre qui, sui-

vant Jenner, caractérise la vraie vaccine.
Ces symptômes étoient accompagnés de
frissons fréquens qui, eux-mêmes, étoient
suivis d'une grande chaleur, d'anxiété, de
céphalalgie, de mal-aise et de vomissemens.
Ce fut dans cet état que M. Lupton trouva
ce domestique le 30 mars 1800. La nuit qui
survint fut très-pénible ; il y eut du délire :
l'autre bras s'engorgea et devint douloureux. Le 1er avril, il y avoit un mieux réel ;
il ne restoit que l'affection locale et la douleur provenant de l'inflammation du bras,
tous les symptômes constitutionnels avoient
disparu. Le cours des vaisseaux lymphati-
ques étoit tracé par des raies d'un rouge
clair qui s'étendoient depuis le poignet jusqu'aux aisselles. Le 2 avril, le mieux con-
tinuoit. Le 3, la douleur très-vive qui se
manifesta au doigt, rendit la nuit agitée ;
on se décida à faire une légère ouverture,
d'où il sortit deux cuillerées à thé d'un
fluide épais et noirâtre.

Le 4 avril, la peau tomba et laissa voir
un ulcère d'un beau rouge, au milieu duquel on appercevoit une espèce de tache
livide de la grandeur d'un sol d'argent ;
l'inflammation et les autres symptômes dis-

parurent ensuite, et le malade fut parfaitement rétabli.

On observera que ce domestique n'avoit
pas trait de vache depuis la Saint-Michel.

Dans la même ferme, le 9 avril, tomba
malade un jeune domestique qui présenta
les mêmes symptômes, après avoir, comme
l'autre, soigné un cheval malade. M. Lupton fait observer qu'à l'époque où ce domestique tomba malade, son occupation étoit
de traire les vaches.

Huit jours à-peu-près avant qu'il se ma-
nifestât quelques ulcères sur la main de ce
malade, les vaches qu'il avoit coutume de
traire eurent la vaccine ; quoiqu'il n'y eût
point de plaies aux doigts du domestique,
on s'assura que la maladie de la vache ne
pouvoit venir que par son intermède. Comment s'en assura-t-on, c'est ce qu'on ne nous
dit pas.

Un troisième, qui n'avoit jamais pansé
de chevaux, fut infecté par les vaches, et
présenta le même phénomène que les autres. Le vaccin, que M. Lupton tira de ce
dernier, servit à inoculer plusieurs enfans
avec le plus grand succès.

On peut donc observer, dans ces trois cas
cités, la généalogie du virus. Le premier des
domestiques fut manifestement infecté par
le cheval, n'ayant pas trait de vaches depuis six mois ; le second paroît avoir inoculé la vaccine à la vache, puisqu'auparavant cette vache étoit très-saine. Le troisième paroît l'avoir reçu de la vache, n'ayant
jamais pansé de chevaux.

Ces faits paroissent concluans en faveur
de l'opinion de Jenner. Ne sont-ils pas appuyés. par d'autres que Jenner lui-même
cite dans ses *Further Observations on the
variolæ vaccinæ ?* .

Quant à la quatrième preuve qu'apporte
Jenner dans ses observations, qu'on n'a jamais vu cette maladie en Irlande, parce que
les hommes n'y sont point occupés à traire
les vaches, je lui répondrai que, dans le
comté de Cork en Irlande, on parle d'une
maladie qui attaquoit le pis des vaches ; on
y est encore dans l'opinion que la matière
purulente qui coule d'un de ces ulcères jouit
de la faculté de préserver de la petite vérole.

Dans une lettre au D. Pearson, écrite de
Cork, le D. John W. Barry cite treize individus qui ont été infectés depuis long-temps

par l'intermède des vaches, et qui se croyent parfaitement à l'abri de la petite vérole. On ne pense pas, dans cette partie de l'Irlande, que cette maladie provienne primitivement d'un ulcère aux talons des chevaux. Les personnes les plus âgées ont remarqué que cette affection singulière des vaches ne paroît plus aussi fréquemment qu'il y a soixante ans. Il y a des cantons où on ne connoît cette maladie que par la tradition.

Les habitans de ces cantons pensent généralement que le *cow-pox* étoit produit par la piqûre d'un insecte particulier dont l'espèce a été détruite par un nouvel insecte, et que c'est à cette cause très-simple, qu'on doit attribuer *la disparition*, l'extinction de cet ulcère vaccin.

Le même D. John Barri rapporte que la grand'mère d'une femme respectable dans le même comté de Cork, actuellement âgée de 80 ans, se rappelle d'avoir gagné cette maladie des vaches; qu'il lui survint deux pustules sur la main, qui vinrent à suppuration; que depuis on l'a inoculée plusieurs fois, sans qu'on pût lui communiquer la petite vérole.

Quoique tous ces faits, rapportés par un

homme digne de foi, soient déjà très-concluans contre le D. Jenner, il existe une dernière preuve contre laquelle il n'y a rien à répliquer.

La maladie dont nous parlons s'appelle, chez les Irlandais qui habitent une partie du comté de Cork, *shinack*.

Ce mot appartient à l'ancien dialecte. On ne le retrouve que dans les vieux manuscrits. L'antiquité d'un nom quelconque me paroît devoir entraîner l'idée de l'antiquité de la chose que ce même nom représente.

Le docteur Woodwille nie positivement au docteur Jenner sa quatrième proposition ; savoir, que la sérosité qui suinte du javart peut communiquer aux hommes une vraie vaccine.

Il cite plusieurs tentatives inutiles faites par lui et son ami M. *Coleman*, célèbre médecin vétérinaire. Ni l'un ni l'autre n'ont pu obtenir même une légère éruption par l'insertion de cette matière du javart.

Comment allier ces faits négatifs mis en avant par des hommes célèbres, avec d'autres faits positifs attestés par les premiers inoculateurs de Londres ?

M. Thomas Tanner, dont la véracité n'a

jamais été mise en doute par le D. Woodwille, rapporte un trait un peu opposé au
systême de ce dernier. Il dit qu'ayant reçu
de M. Fewster de Thornburg, du vaccin
pris sur le pis d'une vache après la chute
de la croûte, il voulut en inoculer sa
vache ; mais que la petite plaie qu'il avoit
faite étoit entièrement cicatrisée le cinquième jour; qu'alors il la réinocula par la
sérosité fraîche tirée du javart d'un cheval;
que la vaccine se manifesta, parcourut ses
périodes ordinaires, et servit à l'inoculer
lui-même.

Que devons-nous faire dans cette con-
joncture difficile ? En considérant que cette
question est presque oiseuse, et que sa solution ne modifiera en rien la propriété pré-
servatrice du virus vaccin, nous croyons
devoir attendre du temps l'explication de
faits aussi contradictoires. Telles sont les
incertitudes dans lesquelles nous flotterons
long-temps encore sur la véritable source
de cette maladie.

Antiquité de la vaccine.

On n'est pas plus instruit sur l'époque
véritable où cette affection a commencé à se

développer. Il en est de la vaccine comme d'une infinité de maladies plus graves : le commencement de leur histoire se perd dans la nuit des temps qui ont précédé. Quoi qu'il en soit de l'ignorance où nous sommes sur le siècle où la vaccine a paru, nous savons, en revanche, qu'elle n'est pas bornée au seul comté de Glocester. L'Irlande, comme nous l'avons prouvé, en connoissoit les heureux effets. Le D. de Carro, médecin à Vienne, nous assure que la vaccine étoit connue dans le duché de Holstein ; qu'on y croit généralement que ceux qui en ont été affectés une fois, sont incapables de prendre la petite vérole. Voilà à-peu-près tout ce que nous savons sur l'antiquité de la vaccine, et sur les pays qui ont été les témoins de son action préservative.

Nature du vaccin.

Nos connoissances à ce sujet sont très-bornées. La nouveauté de cette maladie pour nous n'a encore permis à aucun chimiste d'analyser cette substance singulière. On sait seulement, quant à ses caractères physiques, que le virus vaccin est ordinairement séreux, très-transparent, quand on le puise dans la vésicule où il s'est développé ; qu'il se dessèche avec une rapidité extrême , devient lisse, brillant et très-cassant.

On peut deviner la présence d'un de ses principes constituans , par le phénomène que présente l'instrument sur lequel on le laisse sécher. Vingt-quatre heures après en avoir armé une lancette, on apperçoit une oxidation manifeste à la pointe de cette même lancette. Cette altération paroîtroit devoir être attribuée à la présence de l'oxigène. Mais ces doutes sont encore très-vagues.

Le D. Pearson croyoit que le vaccin étoit une modification du virus variolique, modification opérée par la présence d'un agent inconnu. Seroit-il possible que l'oxigène fût ici cet agent qui, en altérant la nature intime du virus variolique, en changeant ses bases d'une manière queltonque , le rendît, dans ce nouvel état, capable de détruire les effets du même virus variolique naturel?

Je me propose de faire à ce sujet une série d'expériences dont je publierai le résultat.

Une autre question bien plus importante, et qui tient directement à la conservation du genre humain, c'est la connoissance certaine des avantages de la vaccine
substituée à l'inoculation de la petite vérole.

Pour résoudre ce problême si intéressant, remontons aux observations consi-
gnées dans les tableaux des inoculateurs ;
voyons avec impartialité si l'inoculation
peut quelquefois devenir dangereuse ; pe-
sons la nature et l'intensité des complications qui peuvent l'accompagner ; traçons le
tableau fidèle de l'action du virus vaccin
dans l'économie animale ; peignons les divers
phénomènes que sa marche détermine ;
montrons, d'un côté, les incertitudes de
l'art, et, de l'autre, les loix invariables de
la nature ; détachons du tableau tout ce qui
tient à l'imagination, aux hypothèses ; ne
suivons que la marche sévère de l'observation éclairée. Si nous remplissons fidèle-
ment la tâche que nous nous sommes impo-
sés, nous croyons pouvoir assurer que la
question qui nous agite, cessera d'en être
une ; et la bénignité de la vaccine, comparée à l'inoculation ordinaire, sera reconnue
du monde entier.

Dangers qui quelquefois accompagnent l'inoculation.

Quelque grands que soient les avantages de l'inoculation sur la petite vérole, quelque brillans qu'aient été ses succès, ils ne sont pas tellement certains, tellement invariables, qu'on ne puisse lui imputer quelques revers. Ces cas rares, mais trop fréquens encore, faisoient desirer un préservatif plus sûr, et qui fût accompagné de moins de dangers. En vain voudroit-on se les dissimuler, l'observation est là pour les faire connoître. Pour mettre plus d'ordre dans leur énumération, divisons-les en dangers qui précèdent, qui accompagnent, et qui suivent l'éruption.

Les succès de l'inoculation dépendent de l'affection générale ou constitutionnelle ; cette affection constitutionnelle ne peut avoir lieu sans fièvre ; quoiqu'elle soit assez souvent très-bénigne, cette fièvre d'invasion ne laisse pas que de devenir quelquefois très-inquiétante. Cette période de l'inoculation n'est donc pas sans danger.

Les maux de reins qui présagent une éruption confluente, les vomissemens fréquens,

les convulsions qui quelquefois attaquent les
inoculés, rendent encore cette époque de la
maladie assez inquiétante.

Dangers qui accompagnent l'éruption.

La difficulté qu'éprouve quelquefois l'é-
ruption, soit par la densité de la peau, soit
par la foiblesse du sujet, soit par quelque
autre complication, peut jeter le malade
dans des cas fâcheux. Le délire, la prostration, sont le moindre des accidens qui se
manifestent à cette époque. On voit aussi
paroître une éruption générale érésypélateuse, appelée *rash* par *Dimsdale*.

On sait aujourd'hui que le danger qui
rendoit la petite vérole naturelle si terrible
venoit de la quantité des boutons, et que
l'avantage de l'inoculation consistoit, en
grande partie, dans le petit nombre de
pustules qui s'en suivoit. Cependant on observe encore fréquemment des inoculations
confluentes ; quoique ces cas soient très-
rares aujourd'hui, relativement à ceux que
présente la petite vérole naturelle, on peut
desirer, avec une sorte de raison, un moyen
préservatif qui soit encore accompagné d'un
plus petit nombre de boutons.

Ces boutons varioleux peuvent se développer sur des organes précieux. Qu'on ou-
vre le premier Traité sur l'inoculation, on
y verra des observations nombreuses de
pustules qui se sont développées sur la conjonctive, sur la cornée transparente, et y
ont produit des accidens fâcheux.

Dangers qui suivent l'éruption.

Sans parler ici de la fièvre de suppuration, qui souvent se montre assez considérable, n'a-t-on pas à craindre les cicatrices
et les difformités qui s'en suivent ? Ces cas
peuvent se manifester, et sont toujours
malheureux.

Après avoir soumis à l'observation la
marche de l'inoculation, après avoir signalé
les dangers qui peuvent l'accompagner, nous
allons faire le tableau des phénomènes que
présente l'insertion de la vaccine dans l'économie animale.

Son développement est à-peu-près le
même que celui du virus variolique. L'irritation locale ne présente rien de particulier
le deuxième ou le troisième jour. Le quatrième jour, il se manifeste une rougeur
sensible aux piqûres. Le cinquième jour,

on remarque à chaque petite plaie une tumeur circonscrite qui s'élève et présente la
forme d'une vésicule dont le diamètre va
toujours en augmentant. Le huitième jour,
il se développe un très-léger sentiment de
fièvre, précédé très-foiblement des symptômes ordinaires aux affections fébriles.
Le plus souvent, on n'en apperçoit pas.
Le centre de la tumeur se déprime, et
fait ressortir davantage l'élévation des bords
en forme de bourrelet; les aisselles deviennent douloureuses, le bras paroît roide,
le malade le meut avec peine et toujours
avec une sorte de sensation douloureuse. Le
neuvième jour, les bords de la tumeur
offrent à l'œil une aréole d'un beau rouge,
plus ou moins vif, qui s'étend, les jours
suivans, jusqu'à présenter trois à quatre
pouces de diamètre. Le onzième, le calme
paroît; la douleur des aisselles et la roideur
du bras disparoissent entièrement. A cette
époque, l'aréole est plus animée, sa teinte
est d'un rouge plus vif; la vésicule plus
gonflée présente une couleur perlée sur les
bords, un blanc mat en approchant du centre, et, dans le centre même, un léger point
noir qui est le commencement de la cica-

trice. On trouve, dans la tumeur, un ichor *sui generis*, très-limpide, très-prompt à se sécher en forme de verre transparent; la dessication commence, la croûte tombe sans qu'il y ait eu suppuration, vingt jours après l'opération.

Reprenons maintenant chaque symptôme appartenant au virus vaccin; comparons-le aux mêmes symptômes qui se présentent dans l'inoculation.

Jusqu'au huitième jour, les phénomènes étant les mêmes, la comparaison devient inutile.

Au huitième jour, très-peu de fièvre, et le plus souvent point. Il est constant que cette fièvre répond à la fièvre d'invasion de la petite vérole inoculée. Quelle différence étonnante! Dans l'inoculation, cette période est souvent orageuse, et jamais dans l'opération faite par la vaccine. Dans cette nouvelle méthode, quand la fièvre se manifeste, elle est et moins forte, et plus courte. Dans l'inoculation, elle dure trois à quatre jours; dans la vaccine, un jour et demi au plus.

L'enfance, chez qui la fièvre d'invasion est suivie de tant d'accidens dans l'inoculation ordinaire, supporte la vaccine sans éprouver le moindre degré de fièvre, et l'on sait que le danger de l'inoculation est toujours subordonné à son intensité; et que là où il n'y aura pas de pyrexie, là aussi il n'y aura rien à craindre pour les jours du malade. Ce tableau comparatif milite-t-il assez en faveur de la vaccine?

La douleur des aisselles, l'engorgement inflammatoire des glandes axillaires , les dépôts, sont des symptômes qui sont portés souvent à un très-haut degré dans l'inoculation variolique. Ces phénomènes sont à peine sensibles chez les vaccinés.

Le onzième jour, dans l'opération vaccinique, le léger trouble qui a pu exister est entièrement calmé, et le malade est en pleine convalescence, si toutefois il a éprouvé dans sa santé une légère altération.

Dans l'inoculation, cette époque est celle de la fièvre d'invasion dont nous venons de parler, c'est-à-dire, que cette maladie n'est encore qu'à sa première période, lorsque la vaccine a terminé son action sur l'économie animale. Peut-on méconnoître ici les avantages de cette matière substituée au virus variolique?

Mais à quoi tient cette rapidité dans la marche du vaccin ? A quoi tient ce retour si prompt de la santé ? Cet avantage précieux est intimement lié à un autre avantage bien plus grand, et qui donne aux médecins philosophes l'heureux espoir de détruire dans sa racine le fléau de la petite vérole ; c'est à l'absence de l'éruption que la vaccine doit sa prééminence sur l'inoculation.

Quelque légère qu'elle soit dans l'inoculation, elle n'en existe pas moins ; elle est même nécessaire, jusqu'à un certain point, au succès de cette méthode. Mais à l'idée de son existence, à l'idée de l'éruption se réveille le souvenir des dangers qui l'accompagnent, et le desir d'y substituer un autre moyen.

Ce moyen, la vaccine le présente. Mais est-il sûr, est-il invariable ?

Y a-t-il éruption dans l'inoculation de la vaccine ?

Les premiers essais du D. Woodwille, consignés dans ses tableaux de vaccinés, paroissent, au premier coup-d'œil, devoir infirmer cette proposition, que la vaccine ne

produit point d'éruption générale. On est
étonné de trouver, dans le premier tableau
qu'il publia, sur 200 vaccinés, 110 chez qui
il y eut une éruption presque universelle ;
et dans le second, 194 sur 310. On sera plus
surpris peut-être, quand on saura que, sus-
pectant l'air de Londres comme cause de ce
fait singulier, le D. Woodwille éprouva le
même phénomène à la campagne, à plus de
20 milles de Londres. Une différence si
étonnante entre ses essais et les observations
que publièrent alors les DD. *Jenner* et
Pearson, lui firent chercher long-temps la
cause d'un fait aussi contradictoire. En étu-
diant davantage la marche de ses vaccinés,
en observant plus attentivement les boutons, en les comparant à ceux que présen-
toient d'autres opérés, il crut devoir assurer
que les miasmes varioliques dont il étoit en
quelque sorte imprégné, et dans l'atmosphère desquels il avoit placé ses malades,
avoient modifié la nature du vaccin, et qu'il
avoit réellement inoculé une sorte de maladie mixte.

Ce qui paroîtra plus surprenant et plus
difficile à expliquer, c'est que le même virus
qui, chez les vaccinés du D. Woodwille,

avoit produit une éruption, n'en produisit pas chez ceux du D. Jenner, non plus que sur 140 individus inoculés par un autre médecin, tandis que celui que le D. Woodwille employa des mains même du D. Jenner causa une éruption considérable lorsqu'il s'en servit.

Le D. de Carro parut avoir coupé le nœud gordien en assurant que le séjour à l'hôpital d'inoculation avoit rendu le D. Woodwille un foyer permanent de miasmes varioliques.

Ces doutes se sont changés depuis en certitude, par la précaution que prend actuellement ce vaccinateur célèbre, qui assure que toutes ses vaccines sont exemptes d'éruption.

Cet aveu est d'un grand poids dans la bouche du D. Woodwille ; aujourd'hui il n'y a plus qu'une voix, qu'une opinion sur ce fait. Un accord aussi unanime met cette vérité hors de doute.

La solution de ce problême entraîne après soi les conséquences les plus précieuses.

Le danger de la petite vérole inoculée consistant dans l'éruption, il est clair que la vaccine, en empêchant cette éruption, devient le préservatif le plus sûr et le plus doux.

La vaccine est donc une maladie plus bénigne, et présente tous les avantages possibles pour être substituée à l'inoculation de la petite vérole.

Un autre point à éclaircir, et qui tient de plus près à la conservation de la société, c'est la non-contagion de la vaccine.

Avant de citer les faits nombreux qui prouvent que la vaccine n'est pas contagieuse , qu'elle n'est communicable que dans les cas où il y a solution de continuité, dans la partie mise en contact avec cette matière, nous croyons, pour ne rien laisser à desirer sur ce sujet, et mettre les observateurs à même de porter, sur ce fait important, le jugement le plus sain, devoir citer ici les deux exemples que le D. John Barry (1), médecin d'Irlande , soumet au D. Pearson.

Cornelius Crecdon, âgé de soixante ans, laboureur sous M. Samuel Townshend, coucha, il y a quelques années, avec un jeune vacher qui avoit gagné la vaccine, qu'ils

---

(1) See *the Medical and Physical Journal*, n°. 21.

appellent shinack, en trayant les vaches.
Ce vieillard, quelque temps après, se sentit
attaqué, d'un mal-aise général, d'une douleur particulière à l'estomac; ces phénomènes disparurent pour faire place à une
sorte d'éruption qui se manifesta au col, à la
poitrine et aux bras. Les glandes axillaires
restèrent quelque temps engorgées et douloureuses. Enfin la maladie cessa; on l'inocula dix jours après, mais sans que le malade
en ressentît le moindre effet. Depuis il a été
exposé très-souvent aux miasmes varioliques, sans être jamais attaqué de la petite
vérole. La sœur de ce Crecdon gagna la maladie par son frère, on l'inocula aussi sans le
moindre succès. Il est certain que cet homme
ne pouvoit tenir la vaccine que du vacher,
qui lui-même l'avoit prise en trayant les
vaches. Ce fait, assez singulier, détermina
le docteur Barry à croire que le virus vaccin peut être contagieux dans son état naturel; mais ses observations lui ont démontré que le vaccin modifié par son insertion,
dans l'économie animale de l'homme, n'est
jamais contagieux. Pour que l'exemple que
cite le docteur Barry pût changer ou modifier l'opinion des médecins vaccinateurs, il

faudroit, ce me semble, qu'on nous eût dit que ce laboureur étoit sans plaie, sans ulcère.

Le docteur Woodwille rapporte quelques faits qui sembleroient prouver la contagion de la vaccine; toutefois il paroît croire que cette faculté contagieuse réside uniquement dans les pustules qui s'élèvent sur d'autres parties que le bras. Nous rapporterons ses propres paroles.

« Un des avantages majeurs qu'on attri-
» buoit à la vaccine étoit celui-ci. On pré-
» tendoit qu'elle n'étoit pas contagieuse, et
» que les émanations des personnes qui en
» étoient attaquées ne la communiquoient
» pas à d'autres personnes. Cela est vrai,
» lorsque la maladie ne dépasse pas les bor-
» nes de la partie inoculée ; mais lorsqu'elle
» produit de nombreux boutons sur la sur-
» face du corps, les exhalaisons qui en éma-
» nent infectent les personnes qui entourent
» les malades, et leur communiquent la
» vaccine. J'ai vu dernièrement deux cas
» semblables; l'un présentoit des symptômes
» graves, et une éruption confluente; l'autre
» n'eut qu'une maladie légère, et une très-
» petite quantité de boutons ».

Cette objection nous paroît doublement

détruite, et par l'absence de l'éruption dans le plus commun des cas, et par la nature variolique de l'éruption qu'il a observée.

Les essais multipliés du D. Jenner à Berkcley et dans le comté de Glocester, les expériences de Pearson à Londres, d'Odier à Genève, de de Carro à Vienne, de Thouret et Colon à Paris, mes propres observations sur un point de doctrine aussi important, sont des réponses plus que suffisantes aux objections que nous venons de rapporter. Ce suffrage unanime des plus grands médecins dans toutes les parties de l'Europe, suffit donc pour proclamer comme vérité la proposition suivante,

La vaccine n'est point contagieuse.

Ce nouveau point de comparaison entre l'inoculation et la vaccine n'est-il pas tout-à-fait en faveur de la dernière ? De la certitude de cette proposition, ne suit-il pas que cette découverte doit devenir nationale ? L'autorité refusera-t-elle de protéger, favoriser, et adopter un moyen aussi sûr, aussi prompt de rétablir, dans la population, l'équilibre qu'une guerre longue et désastreuse auroit rompu peut-être pour jamais ?

Admirons ici cette sage Providence, qui sait subordonner ses moyens de conservation à ses moyens destructeurs. Un autre avantage aussi grand, aussi merveilleux, naît de cette propriété précieuse de la vaccine ; c'est la certitude même de pouvoir détruire le fléau de la petite vérole : ses ravages sont trop connus pour que je m'appesantisse ici à démontrer l'importance d'une victoire aussi belle. Heureux le Gouvernement, heureux les Peuples qui, les premiers, se verront délivrés d'un ennemi aussi terrible !

Poursuivons notre tableau comparatif ; déterminons l'influence de ces deux maladies sur l'âge, et voyons si, de ce parallèle, nous n'en tirerons pas quelques inductions favorables à la vaccine.

En jetant un coup-d'œil rapide sur les registres mortuaires d'une ville quelconque, on verra que le plus grand nombre des morts est tiré de la classe des enfans au-dessous de trois ans ; que la cause la plus fréquente de ces morts est due à la petite vérole.

En présentant au public un des tableaux dressés à Genève par M. Odier, j'ai eu en vue de montrer combien il étoit important d'inoculer dans l'enfance, et sur-tout d'inoculer par le moyen de la vaccine.

En voyant le nombre effrayant des morts et leur âge, on se convaincra plus facilement des avantages incalculables que présente la vaccine.

Tableau dressé par M. Odier, célèbre professeur de Genève.

Liste des personnes mortes de la petite vérole dans l'espace de 180 ans.

Au-dessous de 3 mois............ 140.
Entre 3 et 6 mois............... 390.
Entre 6 et 9 mois............... 430.
Entre 9 mois et 1 an .... 416.
Entre 1 an et 2 ans............. 1300.
Entre 2 et 3 ans................ 1290.
Entre 3 et 4 ans................ 898.
Entre 4 et 5 ans................ 603.
Entre 5 et 6 ans .... 381.
Entre 6 et 7 ans .... 301.
Entre 7 et 8 ans................ 189.
Entre 8 et 9 ans................ 109.
Entre 9 et 10 ans............... 78.
Au-dessus de 10 ans............ 207.

A ce tableau, le D. Odier joint une réflexion judicieuse; il dit que si on n'inocu-

loit pas avant trois ans, le bénéfice de l'inoculation seroit perdu pour les cinq cent
quatre-vingt-trois dixièmes des hommes.

Ne suit-il pas de cet exposé que l'avantage
d'un préservatif de cette maladie doit être
calculé d'après la bénignité de ses effets à
l'époque de l'enfance ? Or, voyons si la
vaccine est plus douce à cette période de la
vie que l'inoculation ordinaire.

Dans un tableau dressé par le D. Woodwille, on voit 103 enfans qui ont été vaccinés au-dessous de l'âge de trois ans ; sur ces
103 enfans, il y en a eu 31 qui n'ont pas eu
le plus léger sentiment de fièvre, et les 72
autres n'en ont eu que pendant deux jours
au plus. Les expériences de tous les vaccinateurs ont confirmé ces faits. Les enfans,
au sortir du sein de leur mère, en sont encore moins affectés.

La mobilité du système, le danger des
convulsions, la diarrhée, les complications
fébriles rendent au contraire cette époque
de la vie bien plus dangereuse pour l'inoculation.

Cette différence frappante nous met donc
à même d'arracher, chaque année, à une
mort certaine des milliers de victimes, en

substituant, dès la plus tendre enfance, la vaccine à l'inoculation.

Nous y serons entraînés plus vivement encore, quand nous saurons que, sur plus de quatre-vingt mille individus vaccinés, on n'en a perdu qu'un ; encore la cause paroît-elle avoir été étrangère à la vaccine.

Il ne suffiroit pas, pour déterminer et fixer l'opinion publique sur l'adoption de la vaccine, d'avoir développé sa marche simple et toujours uniforme; d'avoir prouvé sa bénignité par l'absence de la fièvre, de l'éruption et d'autres symptômes inquiétans, il ne suffiroit pas d'avoir convaincu les esprits les plus prévenus que la vaccine n'étoit pas contagieuse ; qu'elle étoit plus douce dans l'âge tendre que l'inoculation ; qu'elle n'exposoit les malades à aucune difformité; tous ces avantages, quelque important qu'ils fussent, n'auroient été qu'illusoires, et nullement suffisans pour déterminer à substituer ce moyen à l'inoculation, si on n'eût prouvé la certitude de ce préservatif.

Certitude du préservatif.

Au mois de juillet dernier, le D. Wood-ville voulut s'assurer si ceux qui avoient été vaccinés étoient encore susceptibles de prendre la petite vérole. Il fit cet essai sur 1000 individus qu'il avoit opérés par le vaccin quelques mois auparavant. Aucun ne fut infecté.

Les DD. Jenner, Fermor et Pearson, ont répété ces expériences, toujours avec le même succès.

A Genève, les vaccinés ont été conti-nuellement. exposés aux effluves varioli-ques, dans l'épidémie actuelle, sans en res-sentir aucun effet.

A Vienne, le D. de Carro a fait le même essai et éprouvé les mêmes résultats. A Paris, j'ai tenté l'inoculation sur douze vaccinés un mois après les avoir opérés. Je n'ai observé qu'une irritation locale, sans éruption, sans affection constitutionnelle. Un d'eux, le jeune Chambin, âgé de six ans, fils de mon portier, après avoir été vacciné de la ma-nière la plus heureuse, m'offrit, dans l'ino-culation que je lui fis un mois après, une

vésicule semblable à celle que décrit le
D. Jenner, avec un sentiment très - foible
d'indisposition générale ; le petit nombre de
ces cas ne mérite pas qu'on s'y arrête, et il
n'en sera pas moins certain que la vaccine
a l'avantage de préserver à jamais de la petite vérole naturelle (1).

Des irrégularités de la Vaccine.

De même qu'on observe une petite vérole
volante, ou fausse, de même la vaccine est
quelquefois bâtarde ou dégénérée.

Le diagnostic en est difficile, mais très-
important, en raison de la sécurité dans laquelle vivent les personnes affectées de cette
fausse maladie, sécurité qui peut devenir
fatale.

---

(1) Tous les jours , on fait dans le monde une objection qui paroît forte contre la certitude du préservatif
fourni par la vaccine. On entend dire : Mais est-on sûr
d'être garanti pour la vie ? Jusqu'à présent on n'a que
des certitudes pour un temps limité ; ainsi il faut attendre une trentaine d'années pour porter son jugement
avec connoissance de cause. Pour mettre nos lecteurs
à même de répondre à cette question, nous les ren-
voyons à des faits concluans que nous avons cru devoir
consigner au Supplément. (Voyez le Suppl. p. 109.)

Cependant on peut la reconnoître aux caractères suivans.

La rapidité de la marche du virus, la promptitude de son développement, une sorte de trouble particulier à l'action de ce virus altéré, sont des traits qui distinguent cette espèce. On en sera convaincu, si on peut remonter à la source où on aura puisé le vaccin, et observer la nature de l'ulcère qui l'a donné. Quelquefois les vaches sont attaquées d'une maladie presque semblable, et que l'on peut confondre aisément. Les phénomènes qui s'en suivent, quoique semblables en quelque sorte à ceux qu'offre la vraie vaccine, ne mettent pas l'opéré à l'abri de l'infection.

Écoutons le D. Woodwille (1), dans son Diagnostic de la fausse Vaccine.

« Pour s'assurer si l'enfant qu'on a vac-
» ciné est pour toujours à l'abri de la petite
» vérole, il est urgent de bien observer la
» marche du virus et son développement.
» Si, dès le second ou le troisième jour après
» l'opération, on voit paroître et s'élever

---

(1) Woodwille, *Observations on the Cow-Pox*, p. 35.

» rapidement une tumeur considérable, ac-
» compagnée d'une rougeur très - vive et
» d'une forte inflammation, on peut être
» certain que la vaccine qui se développera
» sera une fausse vaccine ; on en sera aussi
» assuré que si la petite plaie se fût séchée
» subitement, sans causer la moindre irri-
» tation locale. Ici la vaccine a une grande
» analogie avec le virus variolique dans
» l'inoculation. Celle-ci ne manque-t-elle pas
» également, lorsque la plaie ne s'enflamme
» pas , lorsqu'il ne se manifeste ni pustule,
» ni vésicule , et sur-tout quand , après une
» inflammation très-simple, on voit tout-à-
» coup la plaie suppurer vers le sixième ou
» le septième jour , et former un ulcère
» irrégulier » ?

D'après l'observation du D. Woodwille,
nous devons porter toute notre attention
sur la tumeur vaccinale et le temps de son
développement. Nous serons certains d'a-
voir une vraie vaccine, quand le bouton ne
se manifestera pas avant le quatrième jour.
Ainsi ce caractère bien tranché détruit d'un
seul coup les inquiétudes cruelles auxquelles on auroit pu être livré sur le succès de
cette inoculation.

Si la rapidité du développement de la vésicule paroît peu avantageuse au succès de la vaccination, il n'en est pas de même de la lenteur dans l'accroissement de cette même tumeur. On peut être tranquille sur le sort des vaccinés, quelle que soit l'époque de l'opération où la vésicule se sera mani⸱ festée *après le quatrième jour*. Du reste, ces cas sont extrêmement rares.

Du choix du virus.

Cette question est des plus importantes ; c'est du choix du virus que dépend le succès de la vaccination.

Un des soins importans est de constater la nature de l'ulcère où l'on doit puiser le vaccin. Pour ne pas le confondre avec quelques maladies qui attaquent les mêmes parties chez les vaches, je crois devoir en donner ici une courte description.

Description du cow-pox.

Nous tenons ce tableau du D. *Jenner.*
La maladie dont les vaches sont attaquées dans le Glowcester-shire, et qu'on appelle

cow-pox, est une efflorescence en forme de boutons qui se développe sur le pis des vaches. Ils sont quelquefois au nombre de trois à quatre ; leur teinte est d'un bleu clair, quelquefois foncé ; il y a une irritation à la partie, suivie d'une inflammation qui souvent s'étend assez loin, et produit des ulcères rongeans. Cette affection particulière aux vaches diminue leur appétit et leur lait.

Dans ses essais multipliés, le D. Jenner crut appercevoir quelques circonstances qui altéroient le virus vaccin. Il s'assura que la putréfaction en changeoit la propriété préservative, sans détruire son action sur l'économie. Il pensoit que la matière prise dans l'ulcère à l'époque de la formation du pus, ne pouvoit produire qu'une vaccine dégénérée.

La limpidité est donc le caractère distinctif de la bonté du virus. L'époque la plus favorable pour en faire l'extraction est le huitième jour, époque où l'auréole est bien formée autour de la plaie. Plutôt et plus tard les effets du virus peuvent être incertains.

Il n'est pas moins important de ne puiser

le virus que sur des personnes qui n'ont
éprouvé aucune autre éruption que celle
qui s'est manifestée au bras. Le D. Pearson
avoit observé que tous ceux qu'il avoit vaccinés avec du virus pris chez des sujets
affectés d'éruption générale, avoient éprouvé cette même éruption avec les mêmes phénomènes ; il évita cet inconvénient, cette
complication dangereuse, en ne se servant
que du vaccin que lui avoit fourni une vaccine simple et sans efflorescence. Cette considération est donc des plus importantes pour
le succès de la vaccination.

Précaution à prendre dans l'usage du vaccin.

Quand on le reçoit sec, soit sur des fils
qui en sont imprégnés, soit entre deux
verres, il faut bien se garder de le délayer
avec de l'eau chaude, ou de l'exposer à une
température un peu élevée. Dans ces cas,
on a observé qu'il ne réussissoit pas ; c'est ce
qui est arrivé au D. Odier à Genève, au
comité médical à Paris, au D. de Carro à
Vienne.

Le froid n'altère nullement ses propriétés ; l'ancienneté paroît détruire en partie son énergie. Cependant on seroit tenté de croire le contraire, par les succès que le D. Waterhouse vient d'avoir à Cambridge, Nouvelle-Angleterre, au moyen de fils envoyés de Londres. Le temps donnera sur ce point les éclaircissemens nécessaires. Jusqu'à présent, on croit que le virus récent est plus sûr.

L'inoculation de bras à bras, quoique plus difficile, paroît le moyen le plus sûr, et doit l'emporter sur les fils et la lancette.

Après l'insertion de bras à bras, le virus conservé entre deux verres mérite la préférence. Voici le moyen par lequel on se le procure. Après plusieurs piqûres faites à la vésicule, on applique la surface d'un verre sur les petites sources qui jaillissent. Bientôt le verre en est couvert, et le virus s'y sèche promptement. On en fait autant pour un autre verre. Après cette petite opération, on applique ensemble les deux surfaces humectées, et on les tient unies par un cercle de cire qu'on adapte aux bords. Par ce procédé très-simple, on peut envoyer à des distances considérables le vaccin propre à produire la contagion. Quand on veut s'en servir ainsi préparé, il faut avoir soin d'approcher des bords des verres un charbon ardent; la désunion s'opère; et à l'aide d'une goutte d'eau distillée froide, on délaye jusqu'à consistance huileuse le vaccin desséché, et l'on procède à l'opération. Il est utile de ne pas émousser la lancette; cet accident pourroit donner lieu à une vaccine bâtarde.

Mode d'opérer.

Il est le même que celui adopté pour l'inoculation. La méthode des piqûres doit être préférée. On choisit, comme dans la petite vérole artificielle, la partie moyenne et externe du bras.

On fait à chaque bras, une ou deux piqûres très-superficielles, dans le cas où on vaccine de bras à bras, ou une ou deux incisions d'une ligne à une ligne et demie, quand on se sert de fils. J'ai observé, comme le D. Odier, qu'il valoit mieux couper le fil avec un instrument très-tranchant, qu'avec des ciseaux. Ce moyen empêche que le vaccin ne saute en éclats, et ne produise une fausse vaccine.

Ce fil une fois placé, on le recouvre d'une

compresse très-petite, qu'on retient par un bandage simple. Il est d'observation que les sparadraps et les corps gras en se combinant d'une manière quelconque avec le vaccin, y produisent une altération sensible.

Accidens qui peuvent survenir à la vaccine.

Le D. Pearson nous assure avoir rencontré dans ses essais, mais dans la proportion de deux sur cent, une sorte d'érésypèle, qui se développe dans la partie piquée, et occupe très-promptement le bras entier. Cet accident n'est point inquiétant ; il suffit de légères compresses trempées dans l'eau de Goulard. Ce cas est très-rare ; il peut être dû à la saleté de la lancette : quoi qu'il en soit, il suffit d'avoir signalé ce phénomène, pour être à même de parer aux dangers qu'il pourroit causer.

Nous avons observé, comme le D. Pearson, une autre éruption aussi peu inquiétante que la première : ces taches sont très-semblables aux pemphigus ; elles sont sans ampoules. Elles se manifestent après l'efflorescence, et disparoissent très-rapidement sans avoir produit aucun mal-aise.

On peut observer, dans les épidémies de petite vérole, une sorte d'éruption qui présente les mêmes caractères que la petite vérole elle-même. Ces boutons durent neuf jours. Ils ont de l'odeur, et sont contagieux. On sait aujourd'hui que ces symptômes appartiennent exclusivement au génie variolique.

Les essais du D. Woodwille ont prouvé que le virus vaccin n'empêchoit pas le développement du virus variolique, quand celui-ci commençoit à avoir lieu. Leur marche peut être simultanée ; chacune de ces maladies est accompagnée d'un appareil de symptômes qui lui sont propres. Il faut donc bien se garder d'attribuer ces éruptions souvent dangereuses à l'action et à l'influence du virus vaccin. Il est constant que la vaccine ne jouit de la faculté préservative, que quand son insertion a précédé le développement du virus variolique. Cette vérité est reconnue de tous les vaccinateurs, et venge cette nouvelle méthode des dangers que peuvent lui prêter l'envie et l'ignorance.

Cependant on a remarqué une autre éruption, qui tient plus de la nature de la varicelle, ou petite vérole volante. Les pustules qui s'élèvent ne suppurent jamais ; elles contiennent une sérosité très-limpide ; elles offrent à leur base une espèce d'aréole, comme dans la vraie vaccine : ces caractères ont fait penser au D. Odier que cette éruption, quoique très-rare, dépendoit de la vaccine ; qu'elle lui étoit subordonnée ; qu'elle pouvoit, comme la vésicule principale, fournir une matière propre à la contagion : c'est à cette dernière propriété que s'est arrêté ce médecin distingué pour assurer que ces boutons, qu'on attribuoit à une petite vérole volante, n'étoient produits que par la vaccine. A peine observe-t-on ce fait une fois sur cent ; et quand il a lieu, à peine change-t-il la bénignité de la maladie.

Outre les phénomènes généraux dont nous venons de parler, il est utile de faire connoître les dangers qui suivent quelquefois l'irritation locale.

Soit que le virus ait dégénéré, soit qu'il ait été pris immédiatement sur l'ulcère d'une vache, son action locale, poussée à un trop haut degré d'intensité, peut produire une inflammation érésypélateuse très-forte, et causer des ulcères profonds. Le D. Jenner

cite deux exemples semblables. Les moyens
qui lui ont le plus réussi, étoient les topiques mercuriels, et même les escarrotiques.
Rarement ces accidens résistent à l'action de
ces médicamens. Pour nous, qui n'avons
pas encore observé ces phénomènes, nous
croyons qu'ils sont très-rares, et particu-
liers au climat de Londres ; qu'on peut les
prévenir par le choix du virus qu'on em-
ploie, et les guérir par les lotions simples
d'eau de Goulard.

Traitement.

Comme cette maladie nouvelle n'est, le
plus souvent, qu'une indisposition extrêmement légère, nous pensons qu'il seroit
ridicule de vouloir adapter à cette méthode
un mode de traitement : à l'exception d'un
petit nombre de cas où les sujets présenteront quelques affections sérieuses , nous
laisserons à la nature le soin de diriger ce
préservatif qu'elle-même nous a indiqué.

Il n'en sera pas de même des accidens
locaux ; quand ils se présenteront, nous
devons les combattre par tous les moyens

que l'art met en notre pouvoir : ces moyens,
nous les avons indiqués plus haut.

Choix des saisons.

Quoique nous n'ayons encore à ce sujet
que des données très-vagues, il seroit possible que l'influence des saisons pût modifier
l'action du vaccin dans l'économie. Ce doute
ne seroit-il pas raisonnable d'après l'essai du
D. Woodwille ? Pour s'assurer si l'inflammation seroit moins vive, et l'ulcère moins
profond, en mettant la plaie en contact avec
l'atmosphère, il fit l'opération sur la main
entre le pouce et l'index, et ne recouvrit
nullement les petites incisions qu'il venoit
de faire. Les accidens devinrent graves,
l'inflammation se développa avec une rapidité et une intensité extraordinaires ; l'ulcère qui s'ensuivit fut très-profond et pha-
gédénique. Cet essai malheureux le con-
vainquit que le vaccin différoit en cela du
virus variolique, puisque les symptômes
locaux que produit ce dernier sont presque
toujours appaisés par la présence du froid.
Ne peut-on pas, de ce fait, en tirer le corol-
laire suivant, que la saison douce et chaude

du printemps convient mieux à la vaccine, tandis que l'hiver paroît préférable pour l'inoculation? Cette opinion, mise en avant, pourra être modifiée par les résultats ultérieurs que nous promettent les observations des praticiens, et celles que nous nous procurerons.

SUPPLÉMENT.

Ce Supplément contient plusieurs observations extraites de l'ouvrage du D. Jenner *upon the variolæ vaccinæ*. Elles tendent toutes à prouver combien la vaccine est un préservatif sûr.

Première observation d'un homme vacciné naturellement en 1770, et qui depuis ne put prendre la petite vérole.

Joseph Merret servoit dans une ferme près de Berkcley. Il pansoit indifféremment les chevaux et les vaches; en 1770, le *cow-pox* se manifesta dans la ferme. Après avoir trait quelques vaches, ce domestique vit paroître sur ses mains plusieurs taches. Les aisselles se gonflèrent; il y survint de la roideur et de la douleur; il resta quelque temps malingre, accablé au point de ne pouvoir faire son service. Jenner fait remarquer qu'il n'étoit pas venu de nouvelle vache, et qu'il étoit le seul domestique affecté du *cow-pox*.

En 1795, on fit une inoculation générale
dans le village de Merret ; il fut compris
dans les inoculés avec sa famille entière. Il y
avoit vingt-cinq ans qu'il avoit été infecté
par les vaches. Malgré les nombreuses incisions qu'on fit à ses deux bras, le virus
variolique qu'on y introduisit ne produisit
qu'une légère irritation, qu'une efflorescence très-pâle près des plaies. L'inoculation
parcourut ses périodes ordinaires sur tous
les sujets qu'on avoit opérés ; il fut seul ré-
fractaire.

Deuxième observation d'une femme vaccinée
naturellement en 1768, et qui depuis fut
inoculée en vain.

Sarah Portloch de Berkeley, domestique
chez un laboureur d'un village voisin, prit
la vaccine il y a vingt-sept ans. Elle nour-
rissoit, en 1792, un de ses enfans qui venoit
de prendre la petite vérole ; elle le soigna
dans tout le cours de sa maladie, sans la
gagner. Quoiqu'elle fût parfaitement tranquille sur son sort depuis sa vaccination
naturelle, elle voulut encore se faire inoculer ; cette nouvelle opération ne produi-

sit chez elle qu'une indisposition extrêmement légère. Les plaies se cicatrisèrent très-
promptement. Depuis elle vit au milieu des
effluves varioliques sans en être affectée.

Troisième observation d'un homme vacciné
naturellement en 1750, qui n'a pu con-
tracter la petite vérole.

J'inoculai, à l'âge de soixante-deux ans,
John Phillips, artisan de Berkeley ; cet
homme avoit eu la vaccine, à l'âge de neuf
ans. Dans l'espérance de faire réussir l'inoculation, je pris du virus au bras d'un enfant, justement avant la fièvre d'éruption :
l'activité du virus ne tarda pas à se manifester chez Phillips ; il ressentit des élan-
cemens dans la partie du bras qui répondoit
aux piqûres. On vit paroître une efflorescence érésypélateuse, qui se développa et
s'agrandit jusqu'à la fin du quatrième jour.
Il éprouva de la douleur vers l'humérus.
Le cinquième jour, l'intensité des symptômes commença à diminuer. Il fut guéri
parfaitement le septième jour. Le système
ne fut point affecté.

Quatrième observation d'une femme qui eut le cow-pox *en 1760, inoculée vainement en 1791.*

On inocula en 1791 une femme de Woodford, appelée Mary Barge. Les bords des petites plaies offrirent bientôt une auréole pâle qui se prolongea sur le bras. Cette affection légère disparut deux jours après; la malade ne ressentit aucune autre indisposition. Les plaies se cicatrisèrent, et, depuis ce moment, Mary Barge s'exposa en vain aux miasmes varioliques.

Cinquième observation d'une femme qui fut infectée du cow-pox *par le maniement des ustensiles qui contenoient le lait, qui depuis n'a pas eu la petite vérole.*

Une femme considérée à Berkcley, madame H...., étoit fort jeune, quand, en maniant des ustensiles qui servoient aux domestiques de la maison, elle gagna la vaccine. Elle vit s'élever sur sa main une quantité assez considérable de pustules vacciniques; son nez n'en fut pas exempt. Les phlegmons qui s'y étoient développés avoient déterminé une inflammation et un engorgement inquiétans. Ces accidens disparurent.

Obligée de soigner un de ses parens qui venoit d'avoir une petite vérole confluente à laquelle il succomba, sa santé n'en fut pas altérée.

Malgré cette espèce de probabilité qu'elle étoit à l'abri de la petite vérole naturelle, elle voulut se faire inoculer. Elle subit cette opération en 1778 ; mais elle n'éprouva d'autres changemens que ceux qu'avoient offerts les personnes déjà citées.

Sixième observation d'une femme vaccinée en 1760, inoculée en vain en 1797.

Dans un village près de Berkcley, le *cow-pox* se manifesta dans le troupeau du fermier. Une servante, nommée Elizabeth Wynne, alors âgée de dix-neuf ans, fut affectée comme les autres domestiques de la maison. Son indisposition fut plus douce que celle des autres vaccinés. Elle n'eut qu'un petit bouton sur le petit doigt de la main gauche. A peine ressentit-elle les effets d'une affection générale.

H

Comme il y avoit déjà un temps considérable qu'elle avoit gagné cette maladie, je voulus voir si la matière varioleuse pourroit prendre sur ce sujet. Je l'inoculai le 28 mars 1797. Je vis bientôt une légère inflammation ; la malade éprouvoit un sentiment de pulsation dans les parties qui avoient été entamées. Mais ces symptômes s'évanouirent, et le cinquième jour il n'en restoit aucune trace.

Septième observation.

M. Hénry Jenner, frère du D. Jenner, inocula, en 1796, les pauvres du village de Sotworth. Parmi ceux qui furent inoculés, on en opéra huit qui, à différentes époques de leur vie, avoient été vaccinés par l'intermède des vaches. Aucun des huit opérés ne fut affecté par l'inoculation variolique, étant continuellement dans l'atmosphère infectée par les émanations des autres inoculés. Cette observation donna à la vaccine beaucoup de partisans.

Huitième observation.

M. Bromedge avoit à son service en 1782 un nommé Simon Nichols. A cette époque, il gagna le *cow-pox* qui s'étoit déclaré dans la ferme. Pour une raison quelconque, Simon Nichols quitte son premier maître, et va se placer dans une ferme voisine. A peine y eut-il commencé son service, que ses mains furent marquées de taches rougeâtres, qu'il ressentit un mal-aise général, enfin tous les symptômes d'une affection constitutionnelle ; il donna la maladie aux vaches de ce nouveau fermier.

Quelques années s'étoient écoulées, quand je fus appelé dans une ferme où la petite vérole s'étoit déclarée. J'inoculai plusieurs personnes, parmi lesquelles se trouva Simon Nichols ; il eut bien quelques degrés d'inflammation ; mais les effets du virus variolique se bornèrent aux parties où on avoit pratiqué l'inoculation.

Neuvième observation.

M. Andrens, fermier près de Berkcley, eut, en 1796, son troupeau de vaches entièrement infecté du *cow-pox ;* un des domestiques qui n'avoit pas encore eu la petite vérole, en fut affecté d'une manière extraordinaire : la quantité des pustules, la douleur des parties blessées, l'engorgement des glandes axillaires, tous ces symptômes présentèrent un degré d'intensité qu'on n'avoit pas encore remarqué; cependant ces accidens se calmèrent.

En 1797, au mois de février, je trouvai l'occasion d'inoculer William Vodway (le domestique en question). Je fis l'opération sur les deux bras. L'inflammation s'y manifesta, au troisième jour : à peine eut - elle disparu, qu'elle fut remplacée par une efflorescence érésypélateuse qui dura, sur le bord des plaies, environ huit jours. A cette époque, William Vodway sentit une légère douleur sous l'aisselle qui dura à peine une demi-heure. Ce domestique ne présenta pas d'autres phénomènes.

Dixième observation.

Au mois de novembre 1796, la vaccine se déclara dans la ferme de M. Baker de Berkcley. Aucune des vaches ne fut soustraite à la contagion. Cette ferme étoit composée d'un domestique, de deux servantes et d'un pâtre, qui, aidés du fermier, étoient dans l'usage de traire les vaches deux fois par jour. Ces personnes avoient toutes eu la petite vérole ; il n'y avoit que Sarah Whynne, une des servantes, qui ne l'avoit pas encore eue. Les premiers ne furent que très-légèrement affectés de cette maladie. Sarah Whynne éprouva des accidens plus violens ; elle fut obligée de rester au lit quelques jours.

J'inoculai cette domestique le 28 mars 1797 ; je fis introduire, dans les plaies que j'avois faites, une quantité assez considérable de virus variolique : il ne survint, à cette inoculée, qu'un degré d'inflammation très-léger. Le cinquième jour, il ne restoit aucune trace de l'affection variolique.

Quoique ces faits paroissent suffisans pour entraîner la conviction, je crois faire plaisir aux lecteurs, en leur donnant ici une copie fidelle de l'expérience intéressante qui s'est faite à la préfecture de Paris, chez le C. Frochot.

*Copie du premier procès-verbal fait chez le
    citoyen Frochot, préfet du département
    de la Seine.*

" Cejourd'hui 27 frimaire an 9 de la République, d'après la permission que m'avoit
accordée le citoyen Frochot, préfet du département de la Seine, de soumettre chez
lui quelques-uns de mes vaccinés, à la
contre-épreuve de l'inoculation de la petite
vérole, en prenant sur le citoyen son fils,
qui est au dixième jour de son éruption de
petite vérole, la matière fraîche nécessaire
pour cette opération ; je me suis rendu à
onze heures précises, à l'hôtel de la préfecture, place Vendôme, accompagné de

Fanny Béliard, vaccinée le 12 fructidor.

Marie-Julie Fetil, vaccinée le 25 fructidor.

Isabelle-Adrienne Fetil, vaccinée le cinquième jour complémentaire.

Thérèse Hesnaut, vaccinée le premier
fructidor.

Marie-Antoinette Signoret, vaccinée le
24 fructidor.

Virginie Dupeu, vaccinée le 14 brumaire.

Jean-Baptiste Signoret, vacciné le 13 fructidor.

J'ai trouvé, chez le citoyen préfet, le citoyen Evrat, son chirurgien, et le citoyen Peuchet;

Les citoyens Coutouly, accoucheur ; Ané, chirurgien inoculateur; Cattet, médecin ; Brechot, médecin, que j'avois prévenus de mon dessein.

J'ai prié le citoyen Ané, qui s'est, depuis quinze ans, livré particulièrement à l'inoculation, de vouloir bien pratiquer l'insertion.

Le citoyen Evrat ayant préalablement pris sur du verre la matière variolique nécessaire pour charger la lancette à chaque piqûre qui seroit faite, le citoyen Ané a procédé dans l'ordre suivant:

Fanny Béliard, trois piqûres au bras gauche.

Marie-Julie Fetil, trois piqûres au bras droit.

Isabelle-Adrienne Fetil, trois piqûres au bras droit.

Thérèse Hesnaut, trois piqûres au bras gauche.

Marie-Antoinette Signoret, trois piqûres au bras gauche.

Virginie Dupeu, trois piqûres au bras droit.

Jean-Baptiste Signoret, trois piqûres au même bras.

Lesquelles inoculations étant terminées, j'ai donné à chacun de mes confrères, l'adresse des enfans ci-dessus, en les invitant à suivre les effets des piqûres qui leur ont été faites, et à se réunir à une heure précise, le 3 nivôse prochain, chez moi, où les enfans se trouveront.

J'ai dressé de tout ce que dessus, le présent procès-verbal, que le citoyen préfet et les dénommés ci-dessus, présens, ont signé avec moi.

Ainsi signé à l'original, Frochot, Peuchet, Evrat, Cattet, Brechot, Coutouly, Ané et F. Colon.

Copie du deuxième procès-verbal fait le 3 nivôse an 9, à mon domicile, rue du fauxbourg Poissonnière, n°. 2.

Cejourd'hui, 3 nivôse an 9, se sont rendus chez moi, ainsi que nous en étions convenus, les citoyens Evrat, Brechot, Coutouly, Cattet et Ané, qui tous avoient été présens à l'inoculation de la petite vérole, pratiquée le 27 frimaire, chez le citoyen Frochot, préfet du département, sur sept enfans, précédemment vaccinés par moi.

Les enfans étant tous réunis chez moi, nous avons procédé à leur visite; il en est résulté que les piqûres de Jean-Baptiste Signoret, de Fanny-Béliard, de Virginie Dupeu, de Marie-Julie Fetil, sont tout-à-fait effacées et cicatrisées; que la piqûre supérieure d'Isabelle Fetil conserve encore une teinte légèrement rouge, mais moindre qu'hier, ainsi que l'ont observé les citoyens Ané et Cattet, et enfin, que les deux piqûres supérieures de Marie Antoinette Signoret et de Thérèse Hesnault, offrent une très-petite proéminence, effet de la cicatrice qui s'opère. Du tout, il a été dressé le présent procès-verbal, et nous nous sommes ajournés au 9 nivôse, à dix heures précises, chez le citoyen Frochot, où j'aurai soin de faire trouver les enfans.

Signé à l'original, CATTET, EVRAT, BRECHOT, ANÉ, COUTOULY, F. COLON.

Cejourd'hui, 9 nivôse an 9 de la république française, douzième jour de l'inoculation variolique, constatée et détaillée par le procès-verbal du 27 frimaire, le soussigné François Colon, médecin, demeurant rue du fauxbourg Poissonnière, n°. 2, s'est rendu à la maison de préfecture, place Vendôme, à l'effet de faire constater définitivement le résultat de l'inoculation dont il vient d'être parlé.

A la maison de préfecture, sur l'invitation qui leur en avoit été faite par le citoyen Colon, se sont trouvés le citoyen Ané, chirurgien inoculateur, ayant opéré dans l'inoculation du 27, dont il s'agit de constater les effets ; les citoyens Evrat, chirurgien ; Bréchot, médecin ; Cattet, médecin ; Joubert, chirurgien ; Coutouly et Lafond, aussi chirurgiens, ayant assisté à l'opération du 27, et ayant de plus visité, depuis ce jour, les enfans soumis à l'expérience.

Les enfans désignés au procès-verbal du 27, ont été amenés par leurs parens ou conducteurs, ont été reconnus les mêmes que ceux désignés au susdit procès-verbal du 27, et ensuite été visités par tous les officiers de santé dénommés, en présence du citoyen Frochot, préfet du département de la Seine.

De la visite, il est résulté qu'aucun des enfans n'est atteint de la maladie variolique ; que l'inoculation du virus de cette maladie n'a produit sur eux aucun effet, et n'y a laissé aucunes traces que celles de la piqûre ; et que l'opération de la vaccine à laquelle ils avoient été précédemment soumis, leur a ôté la susceptibilité de recevoir l'infection variolique.

Le citoyen Colon a soumis aux médecins et chirurgiens, présens, la citoyenne Gentil, sur qui il a recueilli à la maison de préfecture, sous les yeux du citoyen Frochot, une observation intéressante.

Pour l'authenticité des présentes, les officiers de santé dénommés audit procès-verbal et le préfet, ont signé.

Signé, FROCHOT, EVRAT, BRECHOT, ANÉ, CATTET, COUTOULY, LAFOND, ELIE JOUBERT, F. COLON.

Comité médical pour l'inoculation de la vaccine.

Depuis le 3 thermidor, le comité n'a point entretenu le public de ses inoculations. Ce long espace de temps n'a point été perdu : le comité croit l'avoir employé utilement.

Les premiers essais, comme on le sait, avoient été faits avec de la matière de la vaccine envoyée de Londres. Mais soit à raison de la longue durée du transport, soit par l'inexpérience du comité, peu éclairé encore sur ce genre d'inoculation, cette matière, après quelques succès obtenus, s'étoit perdue enfin entre ses mains. L'arrivée du docteur Woodwille, médecin de l'hôpital d'inoculation de Londres, mit bientôt le comité en état de reprendre la suite de ses expériences.

Ce célèbre inoculateur, retenu à Boulogne-sur-mer par les formalités nécessaires pour l'obtention de son passe-port, avoit inoculé quelques enfans dans cette commune. Cette occasion procura au comité le moyen d'avoir en vingt-quatre heures de la matière de la vaccine aussi fraîche qu'il fût possible de l'obtenir. De nouveaux enfans furent inoculés en présence du docteur Woodwille, et d'autres l'ont été depuis successivement.

Ces inoculations, pratiquées avec la matière de Boulogne, ont généralement offert une marche plus régulière, un caractère mieux prononcé, que celles qui avoient eu lieu précédemment, et le comité regarde ses essais, depuis cette époque, comme méritant une plus grande confiance. Chez tous les sujets, comme sur les premiers, la maladie a été des plus bénignes ; aucun accident ne s'est manifesté. En ce moment, le nombre des inoculations du comité s'élève à plus de cent cinquante.

Le comité s'est également occupé du soin de soumettre à l'inoculation de la petite vérole plusieurs des sujets qu'il avoit inoculés précédemment de la vaccine, et qu'il regardoit comme en ayant été plus ou moins réellement atteints.

Quatre de ces enfans furent inoculés d'abord le 5 fructidor, trois mois après l'insertion de la vaccine. Quatre l'ont été dans une seconde épreuve, vers le 15, et sept autres ensuite le 3o du même mois ; deux

mois environ après leur première inoculation. Enfin, le 11 vendémiaire, quatre autres enfans ont été inoculés après le même
intervalle.

Des quatre premiers enfans, trois n'ont
éprouvé absolument aucun effet de leur
inoculation. Les quatre de la seconde épreuve n'en ont ressenti aucune suite. Il en a été
de même des sept enfans inoculés en troisième lieu. Sur cinq, qui sont les quatre
derniers inoculés, et l'un des quatre premiers, on a remarqué quelques effets aux
piqûres ; c'est-à-dire, que quelques-unes se
sont enflammées, et qu'il s'y est formé un
travail local, qui a été suivi de suppuration.
Sur un seul de ces cinq enfans (le nommé
Blondeau, l'un des sujets inoculés de la
vaccine avant l'arrivée du docteur Woodwille), ce travail local a été accompagné
d'un mouvement fébrile. Les autres n'en
ont point éprouvé, et sur aucun il ne s'est
manifesté le moindre indice d'éruption générale.

Pour s'assurer de la nature de l'humeur
qui s'est produite dans cette inflammation
des piqûres, le comité a eu soin d'en prendre
sur un de ces sujets, et de l'employer pour

inoculer deux enfans qui n'eussent point eu la petite vérole. Il en est résulté sur ces derniers une infection varioleuse, telle qu'on l'observe dans l'inoculation ordinaire, avec fièvre manifeste et éruption générale. Le comité répète en ce moment la même épreuve pour les quatre autres enfans dont les piqûres ont offert quelque travail, et elle sera renouvelée toutes les fois qu'il y aura la même apparence.

Tels sont les faits que le comité a observés depuis le dernier compte qu'il a rendu au public et aux souscripteurs. Il est bien éloigné de les regarder comme suffisans pour donner lieu à des résultats décisifs. Il sent trop bien l'importance de la question soumise à son examen, pour n'y pas apporter toute la maturité, toute la circonspection qu'elle exige, et son projet est encore de continuer ses expériences. Mais de fortes inductions sortent naturellement des faits qu'il a recueillis, et il ne croit point manquer au caractère dont il est revêtu, en se permettant de les indiquer ici.

1°. La vaccine lui paroît être une affection particulière, distincte de tous les autres

genres d'éruption connus, et différente sur-
tout de la petite vérole ordinaire.

2°. La vaccine paroît être en même temps
une affection des plus bénignes , et qui mérite à peine le nom de *maladie*. Sur les cent
cinquante sujets inoculés , il n'est survenu
aucun accident.

3°. Cette affection n'est point contagieuse
par l'air , par l'attouchement. Des enfans
réunis pendant un long espace de temps ,
ont été inoculés successivement, et, dans
aucun, elle ne s'est manifestée avant leur
inoculation.

4°. Cette maladie ne donne lieu à aucune
éruption générale. Il n'a jamais paru de boutons ; dans les essais, qu'aux seules incisions
ou piqûres faites pour l'inoculation, et il n'en
est jamais survenu qu'un à chaque piqûre.

5°. L'inoculation de la vaccine est également praticable et exempte d'accidens, quel
que soit l'âge des sujets que l'on y soumet.
Des enfans ont été inoculés au sein même
de leur nourrice ; d'autres à l'âge d'un,
deux , trois ans, et jusqu'à quinze. Des
personnes de quarante , et même cinquante
ans, l'ont été également , et toujours avec le
même avantage.

6°. Enfin, le comité pense qu'un effet préservatif s'est fait remarquer dans les réinoculations qui ont eu lieu avec la petite vérole. Les dix-neuf sujets qui y ont été soumis, ont été inoculés avec du pus frais, pris chaque fois sur un enfant varioleux présent. Le comité, pour rendre son épreuve plus décisive, avoit, sur plusieurs individus, fait usage des piqûres très-profondes; c'est-à-dire de celles qui, suivant les inoculateurs, occasionnent nécessairement d'abondantes éruptions de boutons. On avoit même porté l'attention jusqu'à introduire, à plusieurs reprises, une grande quantité de pus variolique dans les piqûres. Cependant des dix-neuf sujets inoculés, aucun n'a eu le moindre indice d'éruption générale. Sur quatorze, les piqûres se sont effacées promptement sans aucune apparence de travail. Sur les cinq autres, l'inflammation peut n'être regardée que comme l'effet de l'irritation locale, produite par la lésion de la peau. Cette inflammation a commencé dès le jour même de l'insertion. La marche en a été beaucoup plus rapide et moins régulière que celle de l'inoculation ordinaire. On connoît d'ailleurs des exemples d'un pa-

reil travail sur des personnes qui, ayant eu
la petite vérole, se sont fait ensuite inoculer. Enfin, si un effet quelconque de préser-
vation ne s'étoit pas opéré par l'inoculation
de la vaccine dans les sujets qui y ont été
soumis, comment la matière varioleuse,
portée dans leurs piqûres par l'inoculation
de la petite vérole, n'y auroit-elle excité
(et encore sur quelques - uns seulement)
qu'une affection locale et partielle; tandis
que, reprise dans ce foyer pour être transmise à des enfans non vaccinés, elle a occa-
sionné à ces derniers, tous les signes ordinaires de l'infection générale?

Ces premiers apperçus que, sans rien décider encore, le comité croit pouvoir offrir
à la méditation des savans, s'accordent entièrement avec les résultats obtenus à Genève par le docteur Odier, et dont il vient
de rendre compte dans un rapport publié
par les soins du préfet de ce département.
Sur huit cents enfans inoculés de la vaccine,
la bénignité de la maladie, sa marche régulière et invariable, son caractère non contagieux, l'absence de toute maladie consé-
cutive, se sont constamment manifestés.
Une circonstance très-remarquable a donné

lieu, en même temps, d'éprouver son action préservative. Une épidémie de petite vérole très-meurtrière s'étant déclarée à Genève, où plus de cent cinquante enfans en ont été les victimes, où soixante-seize encore ont péri dans le mois dernier, on a observé que les enfans vaccinés sont restés sans être atteints de la contagion, à l'exception de sept à huit seulement qui en avoient pris le germe avant leur inoculation, et chez lesquels la petite vérole s'est manifestée au quatrième ou cinquième jour de l'inoculation de la vaccine qui, par cet accident, est devenue inutile.

Au nom du comité de l'inoculation de la vaccine.

THOURET, *directeur de l'Ecole de médecine.*

Du 20 brumaire an 9.

Depuis le dernier compte qui a été rendu au public, le comité a continué ses inoculations, et quatre nouveaux enfans du nombre de ceux qui avoient été inoculés de la vaccine, ont été soumis à la contre-épreuve de l'inoculation de la petite vérole.

2

Dans cette dernière épreuve, l'insertion a été pratiquée superficiellement, comme on le fait dans l'inoculation ordinaire. En préférant cette méthode, le comité desiroit se mettre à portée d'observer l'effet qui en résulteroit, et de le comparer avec celui qui a été le produit des piqûres profondes, employées sur les quatre derniers enfans réinoculés avec la variole, et qui en avoit imposé à quelques personnes sur la nature du travail qui s'étoit manifesté aux piqûres.

L'inoculation des quatre nouveaux enfans n'a eu absolument aucune suite, et le comité dès-lors s'est confirmé dans l'opinion que le travail local observé aux piqûres profondes, qu'il avoit employées dans une de ses épreuves, étoit le simple résultat de la plaie faite à la peau, et de la matière étrangère qui y avoit été déposée.

Mais, pour ne laisser aucun doute à cet égard, il convenoit d'inoculer ainsi profondément des sujets qui eussent eu auparavant la petite vérole. Le comité s'est empressé de faire cette expérience. Un enfant qui, dans l'épidémie observée il y a deux ans, contracta l'infection variolique, à l'hospice même des Orphelines, a été inoculé, le 18

vendémiaire, de la petite vérole. Deux piqûres profondes ont été faites au bras droit,
et il y est survenu le même travail qu'à
celles des enfans inoculés de cette manière
après la vaccine, sans qu'à l'inspection, ainsi
que dans la marche du travail, il ait été
possible d'y remarquer la plus légère différence.

Le comité ne croit pas qu'il puisse maintenant rester de doute sur la nature du travail local observé à quelques-unes des piqûres dans les cinq enfans réinoculés de la
petite vérole, dont il a parlé dans sa dernière note. Ce travail lui paroît étranger à
toute espèce d'infection variolique, il s'est
produit par l'effet de la plaie faite à la peau;
le bouton phlegmoneux et la suppuration
qui sont survenus en ont été la suite; la
matière varioleuse qui y avoit été déposée
s'est conservée dans ce foyer, où l'on a pu
la reprendre avec toute son activité; enfin,
il n'y a pas eu dans ce travail, après l'em-
ploi de la vaccine, et sans doute par un
bienfait de cette pratique, plus d'infection
variolique que dans l'enfant que nous avons
inoculé de la petite vérole après l'avoir eue,
il y a deux ans, de la manière la plus sensible.

Le comité doit ajouter que, d'après l'avis qu'il en avoit donné dans sa dernière note, il a fait sur deux enfans l'épreuve de la matière prise sur les quatre sujets vaccinés, qui, ainsi que Blondeau, ont offert dans la réinoculation avec la petite vérole un travail local à quelques-unes des piqûres. Cette inoculation n'a été suivie que d'une inflammation légère, qui en peu de jours s'est dissipée.

Le résultat des expériences du comité est en ce moment :

Inoculations de la vaccine, 200.

Enfans vaccinés, soumis à la réinoculation de la variole sans en avoir été atteints, 27.

Au nom du comité médical de l'inoculation de la vaccine.

T H O U R E T.

Extrait d'un rapport du comité médical de Rheims, sur la vaccine, adressé au comité de Paris.

Le comité médical établi à Rheims pour l'insertion de la vaccine, voulant éprouver si le virus vaccin, pris sur l'espèce humaine

et transmis à la vache, s'altéreroit, augmen-
teroit ou diminueroit d'activité, vaccina
le 1er brumaire an 9, une vache de moyen
âge, pleine depuis six mois, et très-bonne
laitière, avec du pus pris le onzième jour
sur un enfant de sept ans. On a fait à la
vache trois piqûres, qui ne donnèrent que
très-peu de sang. Pendant les quatre premiers jours les trayons vaccinés rendirent
moins de lait. Vers le cinquième jour il parut
un peu de rougeur autour des piqûres; le
sixième les boutons commencèrent à se développer, et ils étoient bien formés le huitième, plus gros qu'on ne les voit sur l'espèce humaine. Ils avoient environ six lignes
de diamètre, creux au centre, et entourés
d'une petite aréole d'un rouge brun. L'engorgement du tissu cellulaire formoit sous
les boutons des espèces de noyaux sphéri-
ques très-durs. Le dixième jour les aréoles
étoient dissipées, les boutons séchoient au
centre, où ils restoient déprimés. Le onzième
jour la dessication s'avançant rapidement,
on vaccina neuf individus avec la matière
prise sur les bords des boutons; elle étoit encore limpide et d'une consistance moyenne.
Le vingtième les croûtes tombèrent, et il

resta une empreinte profonde et rougeâtre sur les trayons vaccinés. La vache a toujours été bien portante.

Parmi les individus vaccinés de pis à bras, deux seulement eurent une vaccine absolument semblable à toutes celles que le comité a vues développer, et dont le nombre est à-peu-près de cent. Un eut une fausse vaccine : des six autres, deux sont marqués de petite vérole, et ne se sont soumis à l'opération que pour chercher à obtenir un effet comparatif; un troisième n'est pas certain de n'avoir pas eu la petite vérole, et les trois derniers sont assurés de ne pas l'avoir eue. Le comité a vacciné de bras à bras dix individus avec le pus développé sur les deux vaccinés dont nous venons de parler. Ces vaccinations promettent une heureuse réussite. Il a renouvelé avec succès l'expérience sur une autre vache, et se propose de faire dessiner et colorier l'état des trayons et des boutons dans les différens périodes du développement de la maladie.

Le comité pense, qu'indépendamment des dispositions particulières des sujets qui n'ont pas contracté la vaccine, on eût obtenu un succès plus général en vaccinant

le neuvième jour de l'insertion. A cette époque le virus eût eu plus d'activité , les boutons étoient pleins ; il n'y avoit point encore
de dessication au centre.

Il pense aussi qu'on réussiroit peut-être
plus souvent en faisant des incisions plus
profondes, sur-tout chez les adultes , dont
le tissu de la peau est plus serré.

Le comité croit pouvoir conclure, d'après
ses expériences :

1°. Que le virus vaccin , bien loin de s'al-
térer et de perdre de son activité sur l'espèce humaine , en conserve encore assez
après de nombreuses transmissions succes-
sives pour communiquer aux vaches une
maladie absolument semblable à celle que
le docteur Jenner a observée sur les vaches
dont il a pris le virus pour l'inoculer à
l'homme.

2°. Que le virus, pris sur la vache et inoculé sur l'homme, n'a pas donné une maladie plus grave que lorsqu'il est pris sur
l'homme.

3°. Enfin, que l'identité du virus vaccin sur la vache et sur le corps humain
se trouve évidemment prouvée par cette

transmission réciproque d'une espèce à l'autre, sans qu'il perde son énergie.

Au nom du comité médical de Rheims.

Rheims, 26 brumaire an 9.

Signé, C A Q U É, *président.*

P. S. Depuis l'impression de cet ouvrage, j'ai eu occasion de faire plusieurs remarques que je crois utiles sur la nature du systême cutané considéré dans ses rapports avec l'insertion de la vaccine. Je me propose de les consigner dans un Mémoire supplémentaire, aussi-tôt que ma pratique m'aura fourni assez de faits pour confirmer la théorie qui m'est propre. En attendant, qu'il me soit permis de témoigner ici publiquement ma reconnoissance à ceux de mes collègues qui m'ont fourni les moyens de multiplier mes observations, soit à Paris, soit dans quelques départemens qui l'avoisinent. Je dois sur-tout un hommage particulier de gratitude au citoyen Texier, chirurgien en chef de l'hôpital militaire de Versailles. Ce praticien estimable, dont l'activité égale les talens, procède depuis plusieurs décades, de concert avec les citoyens Alibert, Villars, etc. à de nouvelles expériences qui ont déjà présenté de très-heureux résultats; et il a bien voulu me permettre d'être témoin de ses travaux. Mais si nous devons de justes éloges aux gens de l'art qui, exempts de préjugés et d'intérêt, portent gratuitement dans les campagnes le bienfait d'une aussi heureuse découverte, combien n'en devons-nous pas aux autorités constituées, qui ne cessent de les encourager et de les seconder dans leur entreprise. Le citoyen Voïart, maire de Garche, homme recommandable par sa philanthropie et ses lumières, assiste constamment aux expériences faites par les médecins que nous venons de nommer, tient un registre fidèle des symptômes qui se manifestent, et suit lui-même les progrès et les périodes de la vaccine avec un zèle bien digne d'être imité.

F I N.

EXTRAIT de Livres nouveaux et autres, qui se trouvent chez MÉQUIGNON *l'aîné, Libraire, rue de l'Ecole de Médecine,* n° 3, *vis-à-vis celle Haute-feuille.*

ABRÉGÉ d'Anatomie à l'usage des Elèves, *in*-12. 2 v. br. 3 l.
Alibert, Dissertation sur la fièvre pernicieuse, *in*-8. br. 1 l. 16 s.
Allion, Essai sur les propriétés de l'oxigène dans les maladies
    vénériennes, *in*-8. br. 2 l. 10 s.
————— Traité du Diabète sucré, *in*-8. br. 3 l.
Astruc, Traité des Maladies des femmes, *in*-12. 7 vol. 18 l.
————— Traité des Tumeurs, *in*-12. 2 vol. 6 l.
Aygalenq, Dissertation sur la fièvre inflammatoire, *in*-8. br. 15 s.
Barruel, Physique réduite en tableaux raisonnés, *in*-4. br. 10 l.
Ballonii, Opera medica, *in*-4. 4 vol. rel. en 2 vol. 32 l.
Baron, Formules des Hôpitaux de Paris, *in*-12. 3 l.
Barthés, Nouvelle Mécanique des mouvemens de l'homme et des
    animaux, *in*-4. br. 5 l.
Baudeloque, Art des Accouchemens, troisième édition augmen-
    tée, *in*-8. 2 vol. fig. 16 l.
————— Principes sur l'Art des Accouchemens, *in*-12. fig. 5 l.
Baume, de la Phthisie pulmonaire, *in*-8. 2 vol. br. 8 l.
Beauchesne, Influence des Affections de l'ame dans les Maladies
    nerveuses des femmes, *in*-8. br. 3 l.
Beaumé, Elémens de Pharmacie, dernière édition, *in*-8. 2 vol.
    br. 10 l.
Bell, Cours complet de Chirurgie, *in*-8. 6 vol. fig. br. 24 l.
————— Traité des Ulcères, *in*-8. rel. 6 l.
————— Essais sur la Gonorrhée, *in*-8. br. 1 l. 10 s.
Bichat, Recherches physiologiques sur la vie et la mort, *in*-8.
    br. 4 l. 10 s.
————— Traité des Membranes, *in*-8. br. 3 l.
Black, Esquisse d'une Histoire de la Médecine et de la Chi-
    rurgie, *in*-8. br. 5 l.
Blumenbach, Institutions physiologiques, *in*-12. br. 2 l. 10 s.
Bordenave, Essais de Physiologie, *in*-12. 2 vol. br. 4 l.
Bouillon-Lagrange, Manuel d'un Cours de Chimie, *in*-8. 2 vol.
    br. 9 l.
Boyer, Traité complet d'Anatomie, *in*-8. 3 vol. br. 15 l.
————— Corvisart et Leroux, Journal de Médecine ; prix de la
    souscription pour Paris, 12 l. et pour les départemens, 15 l.
Bridelle, Manuel pratique des vins, ou Méthode de les gouverner,
    in-12. br. 1 l. 10 s.
Brown, Doctrine médicale, simplifiée par Bertin, *in*-8. 2 vol.
    br. 5 l.
Bulliard, Dict. de Botanique, *in*-8. fig. br. 6 l.
Busch, Recherches sur le traitement de la Phthisie pulmonaire,
    in-8. br. 2 l. 8 s.

Carbonell Pharmaciæ Elementa Chemiæ recentiori Fundamentis
innixa , *in*-8. br. 2 l. 10 s.
Chambon , Maladies des femmes , des filles et des enfans, *in*-8.
10 vol. br. 30 l.
Chaptal , Elémens de Chimie, 3ᵉ édit. *in*-8. 3 vol. br. 12 l.
Chaussier , Tableaux synoptiques d'Anatomie, 7 feuilles, 5 l. 5 s.
Chopart , Maladies des voies urinaires, *in*-8. 2 vol. br. 10 l.
Collinet, de la petite vérole par la méthode naturelle, *in*-12.
br. 1 l.
Collomb , Œuvres médico-chirurgicales , *in*-8. br. 5 l.
Colon , Observations sur la Vaccine , *in*-8. br. 1 l.
Cullen , Elémens de Matière médicale , *in*-8. 2 vol. 12 l.
———— Elémens de Médecine pratique , *in*-8. 2 vol. 12 l.
———— Physiologie , *in*-8. br. 2 l. 8 s.
Cuvier , Tableau d'Histoire naturelle des animaux , *in*-8. fig.
br. 8 l.
———— Anatomie comparée , *in*-8. 2 vol. br. 10 l.
Delabre , Flore d'Auvergne , *in*-8. 2 vol. br. 9 l.
Démonstrations élémentaires de Botanique, *in*-8. 4 vol. fig.
br. 30 l.
Desault, Œuvres chirurgicales , *in*-8. 2 vol. br. 10 l.
———— Traité des voies urinaires , *in*-8. br. 3 l. 15 s.
Desauteux , Traité de l'Inoculation , *in*-8. br. 4 l. 5 s.
Desbois, Cours de Matière médicale, *in*-8. 2 vol. 12 l.
Deschamps , Traité complet de la Taille , *in*-8. 4 vol. fig.
br. 20 l.
———— Mém. sur la Ligature , *in*-8. br. 1 l. 4 s.
Desessarts , Traité de l'Education corporelle des enfans , *in*-8.
br. 5 l.
Dionis , Cours d'Opérations de Chirurgie , *in*-8. fig. 8 l.
Doublet , Traité de la fièvre puerpérale , *in*-12. 3 l.
Dubreuil, Traité des Glaires , *in*-8. br. 2 l.
———— sur une gonorrhée bénigne , *in*-8. br. 3 l. 10 s.
Duchanoy , Art d'imiter les eaux minérales , *in*-12. 3 l.
———— du Mal vertébral et de l'Impotence des extrémités ,
in-8. br. 1 l. 4 s.
———— Remarques sur la Paralysie , *in*-8. br. 1 l. 4 s.
Dufresnoy, Traitement des Dartres , de la Paralysie , &c. par
l'usage du *rhus-radicans* , *in*-8. br. 2 l. 5 s.
Dumas, Principes de Physiologie , *in*-8. 3 vol. br. 15 l.
———— Tableau historique des Muscles , *in*-4. br. 5 l.
Duplanil , Médecine du Voyageur , *in*-8. 3 vol. br. 10 l.
Fillassier, Culture de la grosse asperge , dite de Hollande, *in*-12.
br. 1 l. 4 s.
———— Dict. du Jardinier Français, pet. *in*-8. 2 vol. rel. 12 l.
Fodéré , Médecine légale , *in*-8. 3 vol. br. 12 l.
———— Traité sur le Gouet , *in*-8. br. 3 l. 5 s.
Fourcroy, Entomologia Parisiensis , pet. *in*-12. 2 vol. br. 3 l.
———— Philosophie chimique , *in*-8. br. 2 l.
———— Systême des Connoissances chimiques , applicables à
la nature et à l'art , *in*-8. 10 vol. br. 50 l.
———— Tableaux de Chimie, *in*-4. br. 10 l. 10 s.

Mémoires de la Société de Médecine, T. X, *in-4*. br.　12 l.
Mémoires sur les douleurs de l'enfantement, *in-8*. br.　1 l. 4 s.
Moreau, Essai sur la Gangrène humide des hôpitaux, *in-8*. br.
　1 l. 5 s.
Morel, Traité des plaies de tête, *in-8*. br.　2 l. 10 s.
Morelot, Cours Elémentaire d'Histoire Naturelle, *in-8*. 2 vol.
　br.　9 l.
Papon, Traité de la Peste, *in-8*. 2 vol. br.　8 l.
Pasta, Traité des Pertes de sang, *in-8*. 2 vol. br.　6 l.
Percy, Manuel du Chirurgien d'armée, *in-12*. br.　2 l. 10 s.
Perylhe, Tableau d'Histoire Naturelle médicale, *in-8*. br.　7 l.
Petit, Traité des Maladies Chirurgicales, *in-8*. 3 vol. fig.　21 l.
———— Traité des Maladies des Os, *in-12*, 2 vol.　6 l.
Petit, Traité des Maladies des femmes, *in-8*, 2 vol. br.　6 l.
Philibert, Introduction à l'étude de la Botanique, *in-8*. 3 vol.
　fig. br.　12 l.
Pinel, Nosographie médicale, *in-8*. 1 vol. br.　8 l.
———— Tableau des Maladies, deux feuilles.　1 l. 4 s.
———— Traité médico-philosophique sur l'aliénation mentale
　ou la Manie, *in-8*. br.　4 l.
Plesmann, Traité de la Fièvre puerpérale, *in-12*. br.　2 l. 5 s.
Portal, Mémoires sur le traitement de plusieurs maladies, *in-8*.
　2 vol. br.　6 l.
———— Phthisie pulmonaire, *in-8*. br.　5 l. 10 s.
———— Traité du Rachitisme, *in-8*. br.　4 l.
———— Sur les Asphixiés, *in-12*. br.　15 s.
Pouteau, Œuvres Posthumes, *in-8*. 3 vol.　18 l.
Quarin, Traité des Fièvres et des Inflammations, *in-8*, 2 vol.
　broch.　6 l. 10 s.
Quesnay, Traité de la Suppuration, *in-12*.　3 l. 12 s.
———— Traité de la Gangrène, *in-12*.　3 l.
———— Traité de la Saignée, *in-12*.　3 l. 12 s.
———— Traité des Fièvres, *in-12*, 2 vol.　6 l.
Raulin, Traité de la Phthisie pulmonaire, *in-8*. br.　4 l.
Restaut, Traité de l'Ortographe françoise, et de la prosodie
　nécessaire pour la prononciation, en forme de Dictionnaire,
　nouvelle édit. augmentée, *in-8*. 2 vol. br.　12 l.
Retz, Nouvelles ou Annales de Médecine, *in-8*. 7 v. br.　21 l.
Richerand, Mémoire sur le col du Fémur, *in-8*. br.　1 l. 4 s.
Rosen, Traité des Maladies des enfans, *in-8*.　6 l.
Rougnon, Médecine préservative, *in-8*, 2 vol. br.　8 l. 10 s.
Sabatier, Médecine opératoire, *in-8*, 3 vol. br.　15 l.
———— Traité d'Anatomie, *in-8*, 3 vol.　13 l. 10 s.
Salmande, Instruction sur la Pratique de l'Inoculation, *in-8*.
　broch.　3 l.
Sell, Rudimenta Piritologiæ, *in-8*. br.　6 l.
———— Médecine clinique, *in-8*. 2 vol. br.　7 l. 4 s.
———— Introduction à l'étude de la Médecine, *in-8*. br.　3 l.
———— Observations de Médecine, *in-8*. br.　2 l. 8 s.
Senac, Traité de la Structure du cœur, *in-4*. 2 v. fig.　24 l.
———— Traité des Maladies du cœur, *in-12*. 2 vol.　5 l.

Stoll, Médecine-Pratique, trad. par Terrier, *in*-8. 3 v. br. 12 l.
———— Aphorisme sur les Fièvres, trad. par Corvisart, *in*-8.
broc. 5 l. 10 s.
Sue, Elémens de Chirurgie, latin-françois, pet. *in*-8. 5 l.
———— Les mêmes, en françois seulement, *in*-8. 3 l.
Swediaur, Maladies vénériennes, nouv. édit. *in*-8. 2 v. br. 10 l.
———— Materia Medica, *in*-18, 2 vol. br. 4 l. 10 s.
Tableau abrégé d'Entropographie, *in*-8. br. 1 l. 10 s.
Taytaud, Traité de la Gonorrhée, *in*-8. br. 4 l.
Terrier, Histoire des Maladies qui ont régné dans l'armée des
Pyrénées occidentales, *in*-8. br. 6 l.
Thillaye, Traité des Bandages, *in*-8. br. 3 l.
Thullier, Flore des environs de Paris, *in*-8. br. 6 l.
Tissot, Avis au Peuple sur sa Santé, *in*-12. 3 l.
———— Influence des passions de l'ame, *in*-8. br. 3 l.
Tourtelle, Elémens de Médecine-pratique, *in*-8. 3 vol. broch.
13 l. 10 s.

———— Elémens d'Hygiène, *in*-8. 2 vol. br. 6 l.
Vacca Brelingeri, Traité des Maladies vénériennes, *in*-8. broc.
3 l. 10 s.

Van-Swieten, Commentaria in Herm. Boerhaave Aphorismos,
in-4. 5 vol. 60 l.
Vaume, Traité de la Fièvre putride, *in*-8. br. 2 l.
Voodwile, Rapport sur le Cow-pox, *in*-8. br. 2 l. 10 s.
Voyage dans l'Empire de Flore, ou Elémens d'Histoire Natu-
relle végétale, *in*-8. 2 vol. br. 3 l. 5 s.

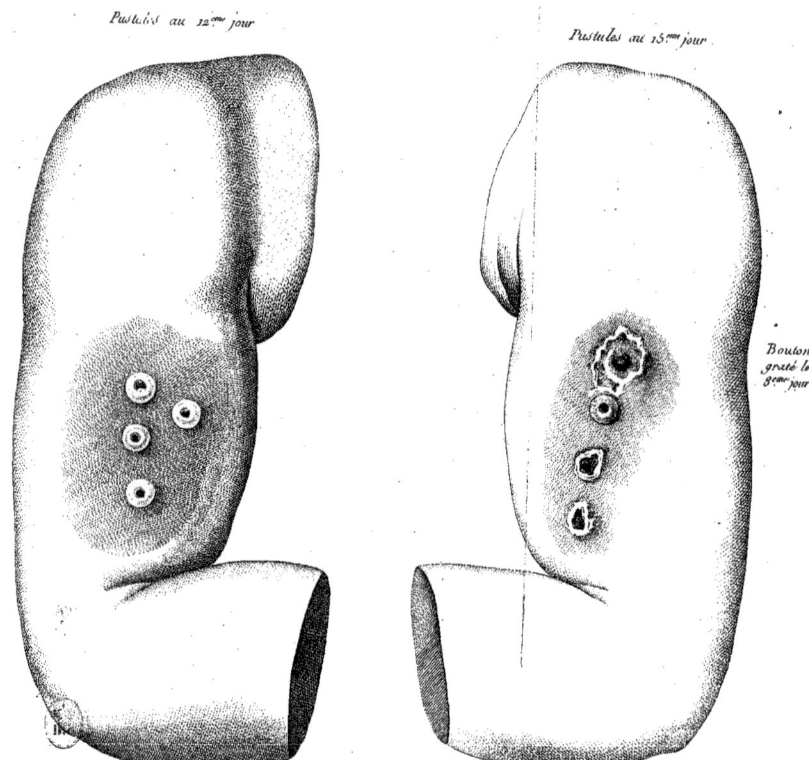
Pl. X.
Pustules au 12.eme jour
Pustules au 15.eme jour
Bouton
graté le
8eme jour
Adele Sauvan fecit

www.ingramcontent.com/pod-product-compliance
Ingram Content Group UK Ltd.
Pitfield, Milton Keynes, MK11 3LW, UK
UKHW021224140726
13695UKWH00002B/739